AF316088

TROUBLES & ACCIDENTS

DE LA

MÉNOPAUSE

163
e
1078 (2)

Typ. du MAGASIN PITTORESQUE. — (E. Best).

TROUBLES & ACCIDENTS

DE LA

MÉNOPAUSE

(AGE CRITIQUE DE LA FEMME)

Traitement thermal aux eaux de Luxeuil

PAR LES DOCTEURS

CH. BARBAUD

Médecin-Consultant aux Eaux de Luxeuil (Haute-Saône) :
Fondateur-Directeur de l'Établissement Aérothérapique d'Arcachon
Médecin de la Société des Gens de Lettres ; Lauréat de la Faculté et de l'Académie
de Médecine ; Membre correspondant et Titulaire des Sociétés Anatomique,
Clinique et d'Hydrologie Médicale de Paris
Officier de l'Instruction Publique

ET

A. ROUILLARD

Ancien Chef de Clinique de la Faculté de Médecine de Paris ;
Médecin de l'Asile de Villejuif ; Lauréat de la Faculté et de l'Académie de
Médecine ; Membre et Lauréat de la Société Médico-Psychologique
Officier d'Académie

PRÉCÉDÉ D'UNE PRÉFACE

de

M. le docteur F. LABADIE-LAGRAVE

MÉDECIN DE LA CHARITÉ

—◦◉◦—

PARIS

LIBRAIRIE FURNE

JOUVET & Cie, ÉDITEURS

5, RUE PALATINE, 5

M DCCC XCV

BIBLIOTHÈQUE NATIONALE — R. F. — IMPRIMÉS

PRÉFACE

L'influence si heureuse de l'antisepsie et de l'asepsie en gynécologie est devenue une vérité banale; mettant à profit les nouvelles découvertes, la pathologie féminine, qui était surtout médicale et opératoire seulement par nécessité, entra dans une ère nouvelle qui la rendit, presque sans conditions, à la chirurgie. Une évolution aussi brusque eut ses écueils et fit négliger les côtés médicaux pour ne tenir compte que des lésions justiciables, ou considérées comme telles, du traitement opératoire.

L'évolution de la vie génitale, qui exerce sur la pathologie de la femme une influence si anciennement reconnue, fut un peu laissée dans l'ombre, et, par la force des choses, fut entraînée à faire surtout œuvre d'adresse et d'habileté chirurgicales.

L'intéressant travail des docteurs Ch. Barbaud et A. Rouillard, que nous avons d'autant plus de satisfaction à présenter au public médical que nous en sommes l'instigateur, est, pour nous, un juste retour à un esprit plus philosophique. En reprenant l'étude commencée par leurs devanciers de la physiologie de la femme pendant sa vie sexuelle; en remettant en lumière les synergies fonctionnelles et morbides créées par l'appareil utéro-ovarien, l'influence que les fonctions génitales exercent sur la pathologie féminine, sur les modalités mêmes de sa physiologie, de son caractère, de son intelligence et de ses sentiments, MM. Rouillard et Barbaud montrent, une fois de plus, que la gynécologie offre un côté médical qu'on ne saurait négliger sans commettre une grave erreur, un véritable déni de justice.

De la connaissance de la physiologie de la femme découlent des indications thérapeutiques qui doivent dominer la chirurgie ainsi ramenée à de plus justes proportions. Certaines opérations constituent un mode de traitement gynécologique qui doit être appliqué avec d'autant plus de circonspection que leurs conséquences sont irrémédiables. Tel est le point que nos sympathiques auteurs ont mis en relief et défendu avec autant de conviction que de talent.

Dans leur travail, ils ont eu en vue surtout les troubles et les accidents de la ménopause.

Depuis ce que nous appelions tout à l'heure la nouvelle ère gynécologique, il n'existait pas de travail d'ensemble sur cette question.

Il était donc intéressant de réunir les faits nouveaux observés dans l'ordre naturel des choses et de faire connaître en même temps les modifications qu'entraîne, chez la femme, la ménopause provoquée.

Il y avait là un chapitre nouveau et important dont les judicieuses conclusions seront acceptées par tous les esprits sensés et exerceront une heureuse influence sur la thérapeutique gynécologique.

Après avoir décrit d'une façon magistrale et suggestive les phénomènes liés à l'évolution de la fonction génitale, depuis l'établissement de la puberté jusqu'au terme définitif de la période cataméniale, MM. Barbaud et Rouillard dévelop-

pent le chapitre de la pathologie de l'âge critique
en insistant plus particulièrement sur les troubles
nerveux, si variés et si protéiformes.

Comme nous l'avons dit, les méfaits de la ménopause artificielle ne sont pas oubliés et justi-
fient les conclusions de nos auteurs, qui se ral-
lient à bon droit à la gynécologie conservatrice.

Un autre chapitre de cette étude originale et
personnelle est relatif à l'influence que la ménopause exerce sur les maladies préexistantes.

Ce n'est que de nos jours que l'on a bien connu
le sort réservé aux lésions de l'appareil utéro-
ovarien, aux fibrômes, notamment, à l'âge de
retour.

Nos auteurs se gardent, d'ailleurs, de passer
sous silence l'influence qu'exerce cette période
si justement qualifiée de critique sur les maladies générales, organiques, ainsi que sur les diathèses.

Cette étude se termine par des considérations
thérapeutiques sur la prophylaxie, le traitement
des troubles et des complications de la ménopause, enfin sur le traitement thermal.

En qualité de médecin consultant aux eaux de
Luxeuil, mon digne élève et excellent ami le doc-

teur Barbaud a eu l'occasion de recueillir de nombreuses observations sur l'efficacité de ces précieuses sources dans les troubles utéro-ovariens ou d'origine génitale, chez la femme, surtout à l'âge climatérique.

Nous regrettons de ne pouvoir donner ici qu'une idée sommaire de cette remarquable monographie de la ménopause, pleine d'aperçus nouveaux et philosophiques, de faits instructifs, d'observations personnelles, exposés sous une forme originale et dans un style élégant, qui rendent sa lecture agréable et facile.

C'est pour nous un devoir bien doux et un véritable plaisir d'en faire ici l'éloge mérité, tout en adressant à leurs auteurs nos cordiales et sincères félicitations.

F. LABADIE-LAGRAVE.

AVANT-PROPOS

La plupart des mémoires qui ont été publiés jusqu'à ce jour sur la station de *Luxeuil* ont eu pour objet de mettre en lumière l'efficacité incontestable de ses sources hyperthermales dans des cas aussi nombreux que variés, mais dans les cas surtout d'*affections chroniques de l'utérus et de ses annexes*, cette expression étant prise dans son sens le plus large.

Or, s'il est vrai que « chaque âge a ses plaisirs », il est, hélas ! non moins certain — et plus particulièrement pour la femme — que chaque âge aussi a ses souffrances, ses lésions, ses misères physiques, et que les maladies des organes qui lui sont propres revêtent, chez elle, les formes les plus diverses, commandent un pronostic et nécessitent souvent une thérapeutique bien différents, suivant qu'on la considère : *avant, pendant* ou *après* la période de l'activité sexuelle.

Telle est la raison pour laquelle nous avons cru devoir innover (tout au moins nous le pensons, bien entendu en ce qui concerne les travaux qui ont paru jusqu'à présent sur Luxeuil) cette classification en trois parties :

Puberté ;

Union sexuelle ;

Ménopause.

Et, encore une fois, telle que nous l'avons conçue, cette classification nous a paru plus que logique, nécessaire.

La *puberté*, en effet, constitue une période préparatoire, délicate et périlleuse. Puis, une véritable révolution s'opère, chez la femme, au moment de l'*union sexuelle*, dont la grossesse, l'accouchement, l'allaitement représentent autant de facteurs, le plus souvent, il est vrai, insignifiants, mais dans quelques cas — par contre — gros de menaces et de sérieux dangers. Enfin, suite logique des précédentes, l'époque de la *ménopause* est susceptible de déterminer chez la femme en général, et plus particulièrement chez la femme du monde (nous aurons plus d'une fois, dans cet opuscule, l'occasion de dire pourquoi), une étape véritablement redoutable, et qui a été heureusement dénommée l'âge *critique*.

C'est l'étude de cet âge *critique*, ou *ménopause*

aussi complète, aussi consciencieuse que possible,
et étayée de quelques observations dont plusieurs
nous sont personnelles, que nous nous sommes proposé de mener à bonne fin dans ce premier volume
de notre ouvrage.

En publiant aujourd'ui ce travail, fruit de notre
pratique, soit dans les asiles de la Seine, soit aux
eaux de Luxeuil, fruit surtout des laborieuses
recherches de nos prédécesseurs, nous n'avons
naturellement pas eu la prétention d'édifier une
monographie complète concernant la valeur cura-
tive de nos sources dans le traitement des affections
chroniques de l'appareil utéro-ovarien.

Nous avons voulu seulement, après tant d'autres,
décrire de notre mieux, et à notre façon, la symptomatologie de ces maladies; présenter un certain
nombre de nouveaux faits cliniques à nos confrères,
en leur laissant le soin d'en tirer eux-mêmes les
conclusions pratiques, et rendre enfin un public
hommage à ceux de nos devanciers qui ont tant
fait pour les progrès de la gynécologie et pour
l'avenir de notre remarquable station.

Mais avant d'aborder notre sujet, nous croirions
manquer à la plus élémentaire des gratitudes en
ne remerciant pas comme il convient le docteur
Labadie-Lagrave, le savant médecin de la Charité,
qui n'a cessé de prodiguer à l'un d'entre nous, dans

toutes les circonstances importantes de son existence d'étudiant et de praticien, ses salutaires conseils. C'est d'ailleurs grâce à lui, pour une large part, grâce aux précieux documents dont il a bien voulu se dessaisir en notre faveur, qu'il nous a été possible d'entreprendre cette étude.

Qu'il soit donc assuré une fois de plus de notre profonde et bien sincère reconnaissance.

TROUBLES & ACCIDENTS

DE LA

MÉNOPAUSE

> « Les orages de la cessation mens-
> « truelle, l'abandon du monde et de ses
> « plaisirs exposent les femmes à mille
> « maux divers, particulièrement celles
> « qui ont fait du monde et de la co-
> « quetterie l'unique occupation de leur
> « vie frivole. »
>
> ESQUIROL.

I

Aperçu général des fonctions utéro-ovariennes. — Étude physiologique et psychologique de la femme aux divers stades de son évolution menstruelle. — La ménopause. — Ce qu'elle est : chez la femme du monde, chez la femme du peuple.

Pour être absolument complet, il nous faudrait avant tout étudier l'utérus et ses annexes, aux points de vue anatomique et histologique, suivant qu'on les considère à l'âge de la *puberté*, à celui de l'*activité* (ou *évolution*), ou enfin à celui de la *ménopause*.

Mais une telle étude ne trouverait pas, croyons-nous, sa place dans un cadre aussi restreint que celui que nous nous sommes assigné. Aussi franchirons-nous.

sans nous y arrêter, cette première étape pour en arriver, sans autre préambule, à l'examen sommaire des phénomènes physiologiques et psychologiques qui se passent dans l'être féminin, dans chacun des trois états que nous venons d'énumérer.

Paraphrasant le mot célèbre de M. de Bonald, « L'homme est une intelligence servie par des organes », un des grands gynécologistes de ce siècle a pu dire avec beaucoup de raison : « La femme est un utérus servi par des organes. »

Chez elle en effet tout converge vers l'utérus ; le corps tout entier lui paraît asservi, et ne semble fonctionner que pour lui. Et c'est aussi la moindre atteinte en une partie quelconque de l'organisme qui retentit sur l'appareil utéro-ovarien ; d'où les si nombreuses complications sexuelles qui se greffent sur les maladies les plus variées : maladies de l'estomac, de la poitrine, vraie cause initiale des affections de l'abdomen, des affections nerveuses, siégeant dans le système génital.

Avant la puberté, l'utérus est rudimentaire, son existence ne se manifeste pour ainsi dire que par la présence du col, et il ne mérite pas, durant cette période, de retenir notre attention. Tout autre est l'état de **puberté**.

Car, avant la première manifestation génitale, la première menstruation, en présence de qui nous trouvions-nous ? d'une enfant se distinguant à peine du petit garçon par quelques riens avant-coureurs : une plus grande précocité de l'intelligence qui est plus vive, plus déliée, plus alerte ; la coquetterie, la recherche de la toilette. Mais si le costume ne venait nous aider, distinguerions-nous souvent le garçon de la fillette ?

Mais voici les premières règles. Endormie enfant, la femme se réveille jeune fille. C'est la vie de relation qui entre en scène, reléguant au second plan la vie végétative, qui avait fait jusqu'alors tous les frais de l'accroissement de l'être. « Dans la formation de la puberté, « dit M. Pidoux, les trois centres organiques de la re-« production : l'utérus, les ovaires et les mamelles ; et, « avec eux, tous les éléments généraux et toutes les « propriétés vitales de reproduction ont évolué simul-« tanément et en vertu d'une sympathie réciproque. »

Et tout récemment, le Dr Icard appelait de nouveau l'attention sur les liens mystérieux qui unissent la mamelle à l'ovaire.

Car, c'est en effet au moment où la jeune fille devient réellement digne de ce nom, c'est-à-dire au moment où les ovaires s'essayent à fonctionner, que les seins commencent à se former ; ils deviennent durs, saillants, s'épanouissent et apparaissent déjà comme le plus bel ornement du sexe. En même temps les hanches se développent, la taille se dessine, les épaules s'abaissent et s'arrondissent. C'est une petite femme qui s'esquisse. Et elle délaisse les jeux de garçon qu'elle affectionnait, devient plus soigneuse de son corps et plus occupée à le parer. Encore avec toute l'insouciance de l'adolescence, elle a de certaines langueurs, et pour les compagnons de ses jeux elle n'est plus le petit camarade, mais l'être féminin qui les traite comme de futurs adorateurs, et essaye déjà sur eux le pouvoir tyrannique qu'elle exercera sur un homme au moins pendant toute sa vie menstruelle. Mais avant de tracer un tableau des principaux symptômes subjectifs par lesquels se traduit cet acte, un des plus importants de la vie féminine, il n'est pas sans intérêt de résumer brièvement les phénomènes physiologiques qui s'accomplissent en cet instant dans l'appareil de la génération.

Ramenée à sa plus simple expression, la menstruation se trouve constituée par deux actes étroitement liés, qui agissent simultanément.

Ce sont :

1° La *congestion utérine*, aboutissant à une hémorrhagie périodique ;

2° La *ponte spontanée*, d'un ou de plusieurs ovules se détachant de l'ovaire.

Congestion utérine. — De même que l'ovaire : au moment des règles, l'utérus se congestionne au point que son volume peut augmenter de plus d'un tiers. Grâce à sa richesse vasculaire, il se gorge de sang, « entrant, dit Rouget, dans une sorte d'érection ». Sa coloration devient d'un rouge sombre ou violacé. Son orifice interne, normalement clos, s'entr'ouvre pour donner passage aux liquides de la cavité du corps, dont les glandes laissent sourdre, en quantité variable, un liquide muqueux, prélude de l'écoulement sanguin. L'épithélium qui revêt la surface interne de la matrice ne tarde pas à s'exfolier partiellement sous forme de parcelles que va bientôt charrier le sang en se précipitant au dehors.

Privés de leur couche protectrice, les capillaires, se laissant peu à peu distendre, finissent par se perforer en une multitude de points qui deviennent autant d'orifices par lesquels fuit l'ondée sanguine. On est à peu près d'accord pour attribuer la plus large part dans la production de cette hémorrhagie aux régions du fond et de la partie supérieure du corps de l'utérus. En même temps, par un processus parallèle, la circulation s'active dans les trompes, les ligaments larges, le vagin et la vulve ; et les seins eux-mêmes, ainsi que nous l'énoncions précédemment, concourent à ce travail de turgescence générale. Finalement, les franges des pavillons des trompes, se déployant en forme d'éventail, viennent au contact des ovaires, prêts à recueillir l'ovule qui doit en être expulsé. En ce qui concerne la quantité de perte éprouvée, à chaque époque menstruelle, elle est loin d'être toujours la même ; et les races, le climat, la constitution jouent ici un rôle important, de même que le régime alimentaire, la manière de vivre, de même aussi que les passions.

En France, l'évaluation de Baudelocque a été assez généralement considérée comme indiquant la bonne moyenne, qui varierait de 100 à 120 gr.

Ovulation spontanée. — Gendrin, puis Négrier (d'Angers), semblent avoir les premiers, aux environs de 1840, établi la corrélation intime qui lierait le flux menstruel à une fonction des ovaires amenant, tous les trente jours, une vésicule de Graaf à maturité et à déhiscence. D'après ces éminents observateurs, chaque mois un vésicule de Graaf se romprait pour émettre son ovule, et ce travail ovarien serait la cause déterminante de l'hémorrhagie utérine. Cette opinion a suscité des controverses sans nombre que le but, très sommaire, que nous avons en vue, ne nous permet pas d'exposer.

Quoi qu'il en soit, c'est d'ordinaire à ce moment que l'ovule est fécondé par l'arrivée des spermatozoïdes, s'il y en a eu d'introduits dans les organes génitaux femelles. Une fois chassé de l'ovaire, l'ovule tombe dans la trompe dont la contractilité et l'érectilité favorisent l'adaptation de l'orifice des trompes à l'ovaire.

L'ovule tombe donc dans la trompe ou oviducte, qu'il parcourt, et arrive enfin dans la matrice, où il donne lieu à des phénomènes tout particuliers, s'il a été fécondé, d'où il est rejeté — dans le cas contraire — avec le sang menstruel.

Une fois établie, cette fonction physiologique devrait reparaître à peu près tous les trente jours. Toutefois il est exceptionnel que les choses se passent ainsi dans les premiers temps ; les organes chargés d'assurer ce service manquant encore d'habitude et n'ayant pas fini d'acquérir le développement nécessaire ; aussi les interruptions sont-elles fréquentes et se répètent-elles même, dans certains cas, pendant des années, plus rarement pendant toute la période d'activité sexuelle. Mais, de toute façon, et en supposant son retour absolument régulier, cet écoulement normal se trouvera à nouveau interrompu durant l'exercice des autres fonctions de la reproduction, la *grossesse* et l'*allaitement*.

Parlons maintenant des sensations que ne manque pas d'éprouver à des degrés divers la jeune fille sur le point d'être *formée*, ainsi que l'on s'exprime vulgairement.

Elle accuse d'ordinaire certains signes précurseurs, tels que : sentiment de gêne ou de pesanteur dans le bas-ventre, augmentation de volume parfois pénible des mamelles et aussi des parties génitales qui deviennent plus chaudes et peuvent donner issue à un liquide muqueux, céphalalgie, nonchalance, tristesse, etc., etc., plus rarement toute une série de troubles psychiques inaccoutumés jusqu'alors.

Et en effet « nulle part, dit le professeur Ball, parlant
« des fonctions menstruelles, on ne voit se manifester
« plus fortement l'action de la sympathie ; nulle part
« on n'observe des corrélations aussi palpables et des
« résultats aussi concluants. Il n'existe nulle part dans
« l'économie une sympathie plus intime que celle qui
« relie aux centres nerveux les organes de la reproduc-
« tion, etc., etc... »

Et ces paroles du regretté professeur trouvent bien leur éclatante confirmation dans ce fait qu'on rencontre dans ces organes une véritable pléiade de ganglions sympathiques, puis un riche réseau de nerfs mixtes émanant des plexus hypogastriques, sacro-lombaires, coccygiens et fémoraux (Icard). Plüger a montré que l'irritation des nerfs ovariens, par l'effet de la menstruation, se porte spécialement aux nerfs vaso-moteurs de l'utérus, de là se transmet aux organes nerveux centraux pour réagir sur leur circulation ; en sorte que toute psychopathie menstruelle aurait son explication dans la congestion cérébrale.

Tels sont les principaux caractères par lesquels se manifestent la première crise, et aussi les suivantes, de la puberté.

Après une série d'oscillations plus ou moins longues, l'écoulement sanguin, d'abondance variable, vient surprendre et parfois effrayer beaucoup — à moins qu'elle n'en ait été avertie par une mère prévoyante — celle qui, la veille encore, n'était qu'une petite fille.

Les poètes eux-mêmes l'ont chanté, cet éveil de la femme.

> . . . . . . Dis, quelle est ta folie ?
> Quel est le vin nouveau qui trouble ta raison ?
> Qu'est-il donc arrivé ?
> Regardez : ce n'est pas un songe, une chimère ;
> Sur le petit rosier que lui donne sa mère
> Le plus joli bouton a fleuri ce matin.
>
> LOUIS RATISBONNE.

Il n'est pas aisé d'énoncer d'une façon précise l'âge où la puberté devient un fait accompli. On dit bien d'une manière très générale que c'est entre douze et seize ans que se produit cet acte, mais ce sont là des chiffres bien vagues et qui n'expriment même pas toujours une rigoureuse exactitnde, car — de même que certaines jeunes filles ne sont menstruées qu'à vingt, vingt-deux, voire même vingt-cinq ans — de même Symes dit avoir vu à Boston une fillette de dix ans qui était enceinte et qui avait été réglée un certain temps auparavant. N'a-t-on pas cité à ce sujet l'exemple de Mahomet qui aurait épousé Kadisja à cinq ans, et l'aurait admise — sans doute grand amateur du « fruit vert » — à cohabiter vers l'âge de huit ans ?

Après qu'elles se sont définitivement établies, chaque fois que devront reparaître les règles, les mêmes symptômes précurseurs *molimina menstrualia* se produiront du côté du bas-ventre et des seins quelques jours auparavant, pour se dissiper au fur et à mesure que s'écoulera le flux sangnin.

Il paraît résulter de cette situation que l'ensemble du travail menstruel ne dure pas moins de dix à quinze jours, et que, pendant une quinzaine seulement dans le mois, la femme pourra être considérée comme se trouvant dans un état de santé normal.

C'est généralement vers la fin de la crise qu'elle se prête plus volontiers aux rapprochements sexuels, qu'elle est, ainsi qu'on le dit communément, *plus amoureuse.*

Union sexuelle. — La *copulation,* avec ses deux satellites habituels : la *gestation* et l'*allaitement* constituent pour la femme une manière toute spéciale que nous ne devons pas passer entièrement sous silence.

Peu après la puberté, de vagues désirs, jusqu'alors

inconnus, s'emparent de la jeune fille qui se sent inconsciemment l'impérieux besoin de devenir *la femme*. Ses pensées, ses sentiments intimes antérieurs subissent une soudaine métamorphose. Indifférente aux soins affectueux de ses parents, à ses chères amitiés d'antan, maintenant, son plus grand bonheur est la solitude à laquelle elle ne cesse, en vain, de demander l'explication de la mélancolie, de la tristesse dont elle se sent, sans motifs, envahie de plus en plus.

Elle est en proie à une véritable tourmente qu'elle ne peut toujours parvenir à dissimuler, et qui se traduit par d'étranges et longues rêveries, par d'énigmatiques soupirs, parfois par une crise de larmes involontaire. Et son visage, sa personne, reflètent bien le trouble de son cœur: il manque à sa beauté cette chose divine, ce charme suprême, cette joie des yeux qui est le sourire.

Jeune fille, séduisante, attirante, cherchant d'ailleurs de toute manière à faire admirer ses charmes, elle ne sera complète, épanouie, que le jour où l'approche de l'homme développera en elle tous les attributs de la femme.

Ces nouveaux instincts, cette révolution intime de son être moral ne sont, en effet, que la traduction fidèle du changement organique qui est en train de s'accomplir dans les profondeurs de son être physique, et toutes ces misères auront vite fait de disparaître, comme par enchantement, si l'on sait, en temps voulu, avoir recours à l'unique remède applicable en semblable occurrence, et que le père de la médecine, Hippocrate, ne dédaignait pas de prescrire : le mariage. Du reste, union légale du mariage ou simple liaison, l'effet physique et moral est le même : le corps thyroïde se développe et donne au cou sa rondeur ; les épaules deviennent plus belles, les hanches et la poitrine s'accentuent. C'est la femme épanouie !

Voici donc la femme mariée. Elle va, dès lors, inaugurer une vie toute différente ; et, de même que, socialement parlant, elle aura d'inaccoutumés et importants devoirs à remplir, de même aussi les organes qui lui sont propres seront bientôt soumis à de nouvelles et rudes épreuves. Et en voici pour jusqu'à l'heure où sonnera le glas de la beauté, l'*âge critique*, la *ménopause*. Quoi qu'il en soit, ces épreuves sont au nombre de deux : la *copulation* et la *gestation*. Un troisième état, dont nous n'avons pas ici à nous occuper, est l'*allaitement*.

Copulation. — La *copulation* est l'acte préparatoire de la *fécondation*, laquelle résulte de la rencontre de l'ovule et des spermatozoïdes. L'appareil femelle destiné à recevoir l'appareil mâle, qui éjacule le sperme, comprend : d'une part, les organes génitaux externes, pourvus d'un appareil érectile représenté par la région clitoridienne qui, offrant une grande analogie avec le gland de la verge de l'homme, semble être le siège des sensations génitales voluptueuses ; d'autre part, le vagin à l'entrée duquel on trouve les glandes de Bartholin, dont le produit paraît avoir pour mission de lubréfier l'entrée de cet organe.

Le vagin est essentiellement l'organe de la copulation. Ses plis nombreux sont une cause de violente excitation de la sensibilité du gland et amènent le réflexe de l'éjaculation ; c'est donc le vagin qui recueille tout d'abord les spermatozoïdes.

Tandis que chez l'homme il est nécessaire que l'acte du coït soit accompagné de sensations génitales voluptueuses, indispensables à déterminer le réflexe de l'éjaculation, chez la femme, au contraire, la fécondation peut parfaitement avoir lieu sans que les susdites sensations entrent le moins du monde en jeu.

Déposés dans le vagin, les spermatozoïdes font dans cette sorte d'antichambre de l'appareil sexuel un séjour de durée variable, que Coste évalue à dix à vingt minutes, avant d'arriver jusqu'à la cavité du col de l'utérus. Ils s'y acheminent en vertu de mouvements qui leur sont propres.

Et, de plus, une variété de glandes en grappe disséminées au niveau du col de l'utérus sécrètent un liquide clair, albumineux qui, s'écoulant d'une façon intermittente, produit en quelque sorte « l'éjaculation de la femme » et fournit un véhicule aux spermatozoïdes pour leur permettre d'arriver sûrement dans la cavité utérine (A. Desprès.)

De celle-ci, ils finissent enfin, après l'avoir suivie dans tout son parcours ainsi que la trompe de Fallope, par atteindre le terme de sa course, l'ovule. C'est sur l'ovaire même que se produit la rencontre des spermatozoïdes avec l'ovule, c'est-à-dire la :

Fécondation, dont le phénomène caractéristique est l'introduction des spermatozoïdes dans la substance même de l'ovule.

L'ovule, une fois fécondé, se dirige du pavillon de la trompe vers la matrice dont la muqueuse, sous l'influence de l'excitation provoquée par ce corps en voie d'accroissement, bourgeonne de toute part de façon à lui constituer une enveloppe (la caduque). En même temps, il y a hypertrophie des fibres musculaires de l'utérus et suractivité du système circulatoire appelé, à dater de cette époque, à fournir un travail supplémentaire, puisqu'il va lui falloir pourvoir à la nutrition du nouvel être.

Dès lors, tout l'intérêt physiologique se concentre sur l'embryon, le fœtus, dont il serait pour nous sans avantage de continuer à suivre le progressif développement.

Ménopause. — Nous voici enfin arrivé, pour ne plus nous en écarter par la suite, à l'étude que nous nous sommes — seule, mais aussi complète que possible — proposé de poursuivre dans ce travail.

Nous le disions il n'y a qu'un instant : L'*âge critique*, la *ménopause* marque l'heure où sonnera le glas de la beauté.

Hippocrate, moins galant que les médecins de cette fin de siècle, nous le dit, et ses traducteurs nous le

transmettent dans ce latin qui, dans les mots brave
l'honnêteté : « *Retentis mentruis, mulieres deformantur
et hirsutæ fiunt et virilem habitum contrahunt.* » Elles
se déforment, deviennent hirsutes et prennent l'aspect
d'un homme. Hippocrate va peut-être un peu loin, mais
il est certain qu'à partir de l'âge critique, la femme se
rapproche plus ou moins de l'homme. Ses goûts et ses
tendances, sa tournure d'esprit perdent de leur grâce,
mais c'est aussi pour acquérir par l'expérience, par le
raisonnement, des qualités nouvelles. Au lieu de se con-
centrer dans le rôle important, mais restreint, de fabri-
quer des enfants, elle s'élèvera peu à peu au rôle social,
comme l'homme dont le devoir n'est pas de se can-
tonner dans l'éducation de la famille, mais de contribuer à la grandeur de la patrie, aux progrès de l'hu-
manité.

Tout est donc dans la menstruation. C'est le pivot de
la santé de la femme. Ainsi que l'écrit Rabbi Higa :
« Comme le levain est bon pour la pâte, de même les
menstrues sont bonnes pour la femme. » « *C'est l'hor-
loge de la santé de la femme* », dit Moriceau (1694), un
médecin du temps de Molière, qui sut éviter les ridicules des Purgon et des Diafoirus. Pour Piorry, la
plupart des troubles nerveux chez la femme sont causés
par un désordre de l'utérus ou de ses annexes, lesquels,
sous l'influence d'un état physiologique ou morbide,
réagissent sympathiquement sur le système nerveux.

Brierre de Boismont et Guibout disent, avec grande
justesse, qu'un médecin appelé près d'une malade doit

toujours s'informer de l'état de ses époques avec encore plus d'exactitude qu'on ne met d'ordinaire à s'enquérir de celui des gardes-robes.

Notre distingué confrère, le docteur Icard, si compétent en semblable matière, nous dit : « Combien de fois, à l'hôpital, interrogeant une malade, lorsque j'en venais à l'examen des organes de la génération, dès que je cherchais à connaître la situation des menstrues, n'ai-je pas vu celle-là verser des larmes et comme me dire avec un accent plein de tristesse : « C'est là toute « la cause de mon mal, vous avez mis le doigt dans la « plaie. » Le moindre trouble, en effet, constaté dans l'écoulement sanguin, frappe l'esprit de la femme, à ce point qu'elle lui impute toutes les maladies qui peuvent alors survenir. D'autre part, que de malades guéries de leurs affections, ou qui les oublient momentanément en voyant reparaître leurs règles, dont l'absence était l'objet de toutes leurs préoccupations ! Comment s'étonner dès lors de la perturbation produite souvent sur toute l'économie par la complète cessation d'une fonction si importante.

La ménopause. — Chez la femme du monde et chez la femme du peuple.

Avant d'esquisser les phénomènes généraux, tels qu'ils interviennent à l'âge critique dans la plupart des cas, nous croyons devoir tout d'abord indiquer brièvement comment se passe cette période, suivant qu'on l'observe chez la femme du monde ou au contraire chez la femme du peuple ; car les différences sociales, la manière de vivre antérieure, les préoccupations plus ou moins intenses du *struggle for life* impriment, au moment de la ménopause, un cachet tout différent à l'un et à l'autre de ces deux types féminins.

Et il est de fait que, chez la femme du monde, mille motifs se réunissent pour donner à la période de l'âge de retour une physionomie moins rassurante. Alors en effet que l'ouvrière, la paysanne, n'ont ordinairement d'autre préoccupation que celle de la vie matérielle, celle de « faire bouillir la marmite », qu'ainsi que la Gervaise de l'*Assommoir*, l'idéal du bonheur consiste pour elles à « manger à leur faim, mourir dans leur lit et n'être pas battues »; que cette ambition, en somme des plus modestes, et aussi le travail manuel, contribuent l'un et l'autre, pour une large part, à les préserver des complications parfois si redoutables, qui troublent fréquemment la santé de la femme au moment de la ménopause; il n'en va pas ainsi chez la mondaine pour laquelle le surmenage des plaisirs de toute nature, les soucis de fortune, la question souvent si épineuse de marier et de doter avantageusement ses filles, parfois l'inconduite de son époux, sont autant de raisons bien faites pour amener dans les organes de la génération une débilité favorable à des poussées morbides. Nous ne parlons que pour mémoire de l'obligation où elle se trouve de taire ses malaises utérins pour faire bonne figure dans le monde, de ses luttes perpétuelles contre les rides et la perte de sa beauté, de ses efforts incessants « pour réparer des ans l'irréparable outrage ».

Il semble en vérité que la nature ait voulu faire don à ces pauvres déshéritées — les femmes du peuple — d'une santé moins délicate, comme compensation à la privation, pour elles, d'un bien-être et d'une aisance qui leur sont promis, il est vrai, dans un monde meilleur.

Dans le monde, l'influence de la femme ne vaut que par celle de son mari et la situation qu'il occupe. Si cependant certaines femmes brillent d'un éclat particulier dans les réunions mondaines, c'est grâce à leur beauté physique, ou tout au moins à leur habileté à se parer, à leur bon goût, bref, à tout ce qui constitue la souveraineté féminine. C'est un devoir même, pour la mondaine, de chercher à étendre le plus possible cette influence ; et la plupart, avec cet instinct merveilleux de la femme et la si grande facilité qu'elle a de s'adapter aux milieux qui l'entourent, prennent un ascendant, une autorité, une renommée de bon aloi, dus à leur grâce, à leur charme.

La femme du monde est, durant cette période active de la vie, l'auxiliaire précieux et indispensable de l'homme. Combien parmi ceux-ci ont dû leur fortune politique ou autre à l'ascendant heureusement exercé par leur femme !...

Ce rôle, joué avec des riens, cette lutte soutenue avec des armes d'autant plus redoutables qu'elles sont plus séduisantes, ne manquent pas de grandeur par le but visé et souvent atteint.

Comme épouse, la femme cherche à augmenter le bien-être du ménage et l'autorité de son mari.

Mais, si elle est mère, ses efforts seront doublés ou tri- plés, car elle aura en vue la fortune et l'établissement futur de ses enfants. Cette forme intelligente de l'amour maternel domine toute la vie sexuelle de la femme du monde. C'est ce qui l'agrandit et l'élève au-dessus des autres. Aucune ne faillit à ce devoir. L'une y réussit mieux que l'autre, mais aucune ne s'y dérobe; car si l'amour conjugal est souvent passager et plus souvent discutable, l'amour maternel ne s'élude point; et nous pouvons passer sous silence les monstres — rarissimes d'ailleurs — qui oublient leur rôle de mère.

Mais la mondaine, après cet éclat jeté et soutenu un certain temps, voit fatalement pâlir tôt ou tard son étoile : la beauté disparaît, et, avec elle, les hommages accoutumés.

L'homme, en effet, et je suis honteux de le confesser, est toujours plus sensible à la beauté physique qu'aux charmes de l'esprit et du cœur. Grave erreur de sa part, certes! Erreur souvent fatale à sa tranquillité, à son bonheur, à son honneur même! Lorsqu'il verra grisonner la boucle blonde, sous le vent légère, qui l'a séduit, il regrettera [l'emportement de ses sens, s'il ne trouve pas, chez sa compagne, une compensation intel- lectuelle.

Qu'arrive-t-il aussi? trop fréquemment, hélas! C'est que le mari est le premier à s'apercevoir de la diminu- tion des charmes de sa femme.

Naturellement, il voit vite la paille de la voisine, et s'inquiète peu de la poutre de son œil.

C'est qu'aussi la ménopause n'existe pas réellement pour lui. Il n'y a pas, pour le sexe fort, cette brusque coupure dans la vie, et l'activité sexuelle, quoique émoussée, subsiste souvent jusqu'à un âge avancé, tandis que chez la femme elle est depuis longtemps éteinte, atrophiée, annihilée.

Que reste-t-il à la femme, privée déjà d'un hommage tout intime auquel elle a droit, mais dont la satisfaction platonique seule la touche encore? L'hommage des étrangers? Mais il va soit à la jeune fille, soit à la jeune femme, avec d'autant plus d'intensité même que le soupirant est plus âgé, l'amour de l'homme pour la femme croissant en raison du carré de la différence des deux âges.

L'amour maternel subsiste-t-il? Ah! certes, il est d'essence trop haute, trop belle, lui, la pierre angulaire de la société, de la famille, pour s'éteindre en même temps que se tarit l'écoulement sanguin. Cependant, si la mère est toujours prête à donner sa vie pour ses enfants, son rôle est devenu plus effacé, car le sacrifice n'est plus nécessaire; il serait inutile. La fille est mariée ou va l'être. Elle commence à son tour la vie d'épouse, la vie dévouée de mère, elle va parcourir le même cycle. Et, reportant à son tour toute son activité, tous ses sentiments affectifs sur sa nouvelle famille, l'amour filial, cède forcément le pas à l'amour maternel nouvellement éclos. Ses fils! Mais ils sont grands; c'est plutôt au père qu'il incombe de les diriger dans la vie et de les garder de certains écueils dont la pudeur et la retenue de l a femme du monde lui interdisent même la nomenclature.

C'est donc d'un piédestal que tombe au ras du sol la mondaine, si elle n'a pas su, par ses relations, son esprit, son activité, se créer des devoirs charitables ou des récréations artistiques qui occuperont l'énergie cérébrale, encore accrue du repos forcé des organes de la génération.

Elle ne peut — elle le sait bien — compter beaucoup sur son mari. De quelques années plus âgé qu'elle, il est arrivé à une certaine situation dans l'administration, les arts, le commerce, l'industrie. Et, si les plaisirs qu'il ne rencontre plus chez lui ne l'attirent pas au dehors, du moins les exigences professionnelles l'accaparent-elles tout entier.

Comment la femme la mieux trempée ne se laisserait-elle pas aller à un découragement bien légitime? Les unes — natures d'élite — savent prendre le dessus ; d'autres cherchent des compensations autre part. La religion, qui a pu être bien souvent pour la femme le soutien et le suprême secours dans les heures difficiles de la vie active, devient le refuge d'un grand nombre. Et l'on voit — chose curieuse — s'y jeter avec frénésie celles qui avaient jadis fait preuve de la suprême indifférence en cette matière. Les âmes bien trempées savent se maintenir dans un juste milieu ; mais combien se laissent aller aux extrêmes, et chez lesquelles la piété est plus morbide que sincère !

Un grand nombre de femmes malheureusement n'en

prennent pas leur parti du tout. Ce sont généralement celles qui se sont livrées sans frein aux plaisirs mondains, et qui — dans l'enivrement de leurs succès — ont gardé l'insouciance du lendemain. Elles luttent en désespérées pour le maintien de l'éclat de leur teint et de l'harmonie des formes. Tous les fards, les cosmétiques, les crayons, tous les artifices de dessous et de toilette intime sont employés — quelque temps — avec succès.

Certaines habillent leurs filles avec des jupes courtes, croyant se rajeunir en imposant à des jeunes filles un costume de fillette qui, à leur âge, leur est odieux ; supplice tout féminin dont elles garderont longtemps rancune à leurs mères.

Malheur à celles qui ne savent pas vieillir !

Le dépit, l'envie, la jalousie, défauts plus fréquents — ne leur en déplaise — chez les femmes que chez les hommes, finissent bientôt par aigrir le caractère. La charité, la bonté sont bientôt bannies, et ces dragons de vertu en arrivent vite à ne plus tolérer chez les plus jeunes les péchés qu'elles ne peuvent plus commettre. C'est l'âge classique des belles-mères. Mais les pauvres belles-mères, pour lesquelles nous plaiderons l'indulgence, ne sont qu'à moitié responsables de l'effroyable réputation qui pèse sur elles. Si leur caractère manque souvent d'aménité et de souplesse, si elles sont portées à imposer au jeune ménage leur expérience, difficilement supportée par le gendre, mais toujours hautement abhorrée par la bru, ce n'est pas parce qu'elles sont belles-mères, c'est tout simplement parce qu'elles sont des femmes arrivées à l'époque de la ménopause.

Notre immortel Molière, avec son profond esprit d'observation, avait bien saisi ces modifications du caractère féminin. Et nous ne résistons pas à l'envie de citer quelques phrases de lui dans la *Critique de l'Ecole des femmes*. Il fait dire à Dorante, en parlant de la marquise Araminte : « Bien qu'elle ait de l'esprit, elle a suivi le mauvais exemple de celles qui, *étant sur le retour de l'âge*, veulent remplacer de quelque chose ce qu'elles voient qu'elles perdent, et prétendent que les grimaces d'une pruderie scrupuleuse leur tiendront lieu de jeunesse et de beauté. Celle-ci pousse l'affaire plus avant qu'aucune et l'habileté de son scrupule découvre des saletés où jamais personne n'en avait vu. On tient qu'il va, ce scrupule, jusqu'à défigurer notre langue, et qu'il n'y a presque point de mots dont la sévérité de cette dame ne veuille retrancher ou la tête ou la queue, pour les syllabes déshonnêtes qu'elle y trouve. »

Nous verrons comment tous ces troubles, relativement légers qui modifient le caractère et les sentiments affectifs, peuvent dégénérer en névroses, en maladies souvent graves du système nerveux chez les femmes qui n'ont pas su prévoir cette quasi déchéance organique, et surtout chez celles qui, déja malades, ont négligé les prescriptions si sages de la thérapeutique et de l'hygiène.

La femme du peuple nous offre un tableau bien différent, plus réconfortant peut-être, mais surtout bien plus instructif, et la femme du monde aura souvent à la copier, dans la mesure du possible.

Dans les ménages où l'absence de patrimoine force l'homme à ne compter que sur son seul travail, le plus fréquemment manuel et parfois ingrat, l'unique préoccupation est d'avoir à manger. Tandis que, dans les classes dirigeantes, on cherche à monter en grade, en honneurs, en distinctions, plutôt pour satisfaire l'ambition naturelle à l'homme et le désir de briller ; dans la classe pauvre, au contraire, les soucis se bornent à payer le petit loyer, à vêtir et à nourrir toute la famille. Dans un régiment, le soldat est bien plus préoccupé de l'amélioration du « rata » et de l'augmentation de la ration de vin, que séduit par l'appât du galon.

Il en est de même de la plébéienne : aura-t-elle de quoi faire à manger pour son homme et pour ses enfants ? Ses préoccupations sont toutes matérielles. En sont-elles moins poignantes ?

Non, certes. La femme du monde est débarrassée du souci matériel et n'a guère qu'à équilibrer un budget où le pain est assuré, et où le luxe tiendra une place plus ou moins considérable, selon les circonstances. La femme du peuple au contraire, a déjà travaillé étant jeune fille, pour venir en aide à ses parents. Une fois mariée, elle travaille encore à l'atelier, au magasin, si les mioches ne grouillent pas trop nombreux. Mais comme elle est plus prolifique, la nichée s'augmente vite. Et ce ne sont pas une direction à donner, des ordres à la cuisinière ou à la femme de chambre, des préoccupations de toilette, des visites aux femmes des personnages influents, qui la hantent ; ce sont le linge, la cuisine, l'élevage des enfants, l'hiver, les chômages, les maladies, parfois l'ivrognerie ou l'inconduite du mari. Caissière du ménage, dépositaire de l'argent des quinzaines, elle doit faire face à toutes les dépenses, tandis que dans le monde, l'époux donne généralement à sa femme les sommes nécessaires et garde en mains les cordons de la bourse. Dans cette existence dure et laborieuse, l'amour ne prend que la place que la nature lui impose impérieusement, et le soin de la parure ce que l'inéluctable coquetterie féminine revendique toujours. Bientôt, usée par les grossesses, les allaitements, le travail brisant, les privations, la ménopause arrive de bonne heure. Mais au lieu d'une déception, c'est une délivrance qu'elle apporte. La pauvre créature voit sonner, à son apparition, l'heure d'un repos bien mérité. L'homme ne la fatiguera plus de ses avances plus charnelles que flatteuses et où l'instinct a plus de part que la poésie. C'est un souci de moins. Les enfants sont plus grands et commencent à gagner ; et si elle travaille toujours, le labeur est moins dur. Le changement est donc bien minime. A-t-elle été en réalité femme ? Son rôle jusqu'alors a été pour ainsi dire le même que celui du mari, dont elle est ici vraiment l'égale. Elle a partagé ses travaux, ses peines, elle a souffert, et ses préoccupations ont toujours à peu près été restreintes au côté physique et matériel.

Les maladies nerveuses et cérébrales de la ménopause sont bien plus fréquentes — toutes proportions gardées — chez la femme du monde que chez la femme du peuple. Quand il s'en produit chez cette dernière, elles relèvent plutôt d'une cause physique (tumeurs et malformations de l'utérus) que d'une cause intellectuelle et morale.

Pour tracer de la femme arrivée à l'âge critique un tableau d'une rigoureuse exactitude, il nous a semblé que nous devions tout d'abord présenter un court aperçu anatomo-pathologique des ovaires au moment où ils vont entrer dans le sommeil de l'éternel repos.

Anatomo-pathologie. — Un coup d'œil sur les altérations dont les ovaires deviennent le siège à cette période nous aidera à saisir les symptômes qui vont se manifester.

Comme lésion caractéristique, on trouve d'abord le développement toujours progressif du tissu conjonctif aux dépens de la couche des cellules, puis une métamorphose des follicules de Graaf.

La substance conjonctive de l'ovaire augmente, en effet, de la périphérie au centre, étouffant par ses progrès les formations épithéliales.

Dans le follicule de Graaf même, la première altération se traduit par la dégénérescence graisseuse et par la naissance de sphères granuleuses.

Tandis que la membrane propre du follicule reste absolument intacte, on rencontre, à côté des ovules, des quantités de gouttelettes graisseuses qui augmentent constamment, au point de ne plus rien laisser du contenu des cellules dans le follicule de Graaf, qui paraît rempli d'une masse liquide. C'est alors que la tunique propre, conservée jusqu'à ce moment dans toute son intégrité, commence à perdre sa forme ronde et à devenir allongée, irrégulière. Dans un état plus avancé de ce processus pathologique du follicule, celui-ci se transforme en un corps allongé, plissé et vésiculeux. La tunique propre offre des rides qui sont marquées comme des raies brillantes. La cavité du follicule est réduite à une fente remplie d'une substance transparente, et l'espace qui le sépare de la tunique propre est comblé par des cellules rondes et par une substance intercellulaire d'aspect fibrillaire dans laquelle serpentent de nombreux vaisseaux.

Comme dernière étape de ces modifications, on trouve le follicule transformé en une sorte de masse fibreuse; Il présente l'aspect d'un corps allongé, ovale, multilobé, en relations avec le stroma environnant par d'épaisses traînées de tissu fibreux. Une mince fente, sans contenu, reste comme un vestige de la cavité antérieure. La substance de ce corps fibreux renferme des fibrilles conjonctives avec des noyaux, et des fibres à noyaux.

On peut, dès à présent, tirer de ces diverses altérations des conclusions relatives à la pathologie de la ménopause.

Et d'abord, l'épaississement dont se trouve atteinte l'albuginée à l'âge critique oppose un obstacle à l'ouverture du follicule au moment de sa maturité : de là l'irrégularité et les troubles de la menstruation qui se manifestent à cette période. Il est facile de s'imaginer que cette grande résistance et cet épaississement de l'albuginée aient pour conséquence une rupture du follicule de Graaf à des intervalles plus longs qu'à l'état normal : la menstruation ne se produit dès lors que toutes les six ou huit semaines. En outre, on pourrait voir dans l'hyperplasie du stroma de l'ovaire la raison anatomique des phénomènes pénibles qui accompagnent l'âge critique, les symptômes hystériformes, par exemple.

Quant à ce qui est des modifications anatomiques qui se produisent dans l'utérus et le vagin, elles ne sont caractéristiques que chez les femmes qui ont une ménopause précoce.

Il en est ainsi des signes d'atrophie de l'utérus ; celle-ci ne survient, dans d'autres circonstances, que longtemps après la ménopause, et à titre d'altération sénile des tissus.

Les glandes mammaires s'atrophient au moment de la ménopause, les conduits galactophores s'oblitèrent, se calcifient et donnent au sein un aspect noueux, inégal, à moins que — ce qui est fréquent — la glande ne soit envahie en même temps par une abondante surcharge de graisse. Le mamelon se ride, et l'aréole prend une teinte foncée.

Physiologie pathologique. — Les idées que l'on s'est faites de la ménopause ont un peu varié suivant la nature des théories dominantes. On a d'abord fait jouer le principal rôle à la circulation ou plutôt à la pléthore sanguine. On s'est dit tout naturellement que la suppression d'une hémorrhagie régulière devait être fatalement suivie d'une augmentation de la quantité du sang et que cette pléthore déterminait les symptômes pénibles dont se plaignent les femmes jusqu'à ce qu'elles se soient accoutumées à leur nouvel état. Cette explication a du moins, pour elle, les apparences.

Il est certain que, dans la majorité des cas, on assiste à l'apparition de troubles plus ou moins légers que leur nature permet de rapporter à la surcharge sanguine. Mais les phénomènes qui se produisent au cours de la ménopause sont assurément complexes.

Il n'y a pas rien que les conséquences de l'exhalation sanguine à considérer. A coup sûr, la suppression plus ou moins rapide d'un flux sanguin ayant subsisté périodiquement pendant de longues années entraîne forcément certains troubles, soit dynamiques, soit physico-chimiques qui relèvent bien, pour la plupart, de la pléthore. Mais, à côté de la suppression de l'hémorrhagie et de l'état pléthorique qui en est la conséquence, il y a aussi la cessation de la fonction ovarienne, qui est bien la cessation des fonctions de génération.

Tout l'organisme en ressent le contre-coup, qui a son maximum d'expression du côté du système nerveux. Aux phénomènes qui sont nés de la pléthore sanguine et qui consistent en phénomènes congestifs se manifestant dans certains organes, il faut, par conséquent, ajouter les symptômes nerveux qui paraissent être la conséquence de la disparition des fonctions de la génération. On l'avait depuis longtemps constaté, et Raciborski a cherché à donner de ces faits une interprétation aussi nette que possible en les désignant sous le nom générique de « pléthore nerveuse ». Ils lui avaient paru résulter de la mise en réserve des forces nerveuses non dépensées ou supprimées avec la disparition de la fonction ovarienne. Comme c'est surtout le système nerveux ganglionnaire abdominal qui se trouve ici en jeu, on comprend que les troubles qui en dépendent aient un caractère mal défini, vague, ce que Raciborski a exprimé dans les lignes suivantes :

« On dirait que l'innervation du grand sympathique, « étant privée de l'important débouché que lui présentait « périodiquement l'orgasme de l'ovulation, répand « l'excédent de son activité sur d'autres fonctions de « l'économie. Les troubles nés de cette manière ont une « forme mal déterminée, n'ont que des caractères « vagues, mobiles, et changent à tout moment d'aspect ; « ils appartiennent, en un mot, à cet ordre de phéno- « mènes nerveux qui fut désigné, il y a une trentaine « d'années sous le nom de « névropathie protéiforme », « que Sandras avait appelé « état nerveux » et que « Bouchut a décrit sous le nom de « nervosisme. »

Sang. — On sait que la menstruation exerce une action sur les fonctions respiratoires, en tant qu'elle constitue un moyen d'élimination de l'acide carbonique. Le sang menstruel tend à diminuer l'excès d'acide carbonique du sang.

La femme adulte menstruée n'exhale par les poumons que six grammes quarante de carbone par heure, tandis qu'un homme âgé de vingt-cinq à quarante ans en élimine de sept à onze grammes.

Au moment de l'âge critique, l'élimination du carbone, chez la femme, augmente par le poumon; et il en est ainsi toutes les fois que la suppression des règles supprime du même coup cette voie d'élimination.

II

L'âge de la Ménopause. — Le Climat. — Les Conditions. —
Pourquoi elle est précoce ou tardive. — La Ménopause
artificielle.

Les questions de statistique n'ont jamais eu, croyons-
nous, le don de passionner les masses.

Ces énoncés de proportions, ces colonnes de chiffres
n'ont en somme rien de réjouissant ; tel est du moins
notre humble avis.

Nous ne pouvions cependant, désirant notre étude
aussi complète que possible, échapper à la nécessité de
parler des différents âges, suivant les climats, suivant
les conditions sociales, auxquels se produit la ménopause. Tel va être le but de ce chapitre.

Age de la Ménopause. Les règles cessent définitivement chez la femme à une époque qui n'est pas
moins variable que leur début. On peut même dire qu'il
existe une certaine relation entre les deux dates, ainsi
que nous le verrons bientôt, sans que cependant cette
relation soit absolue. Toutefois, les écarts entre les

chiffres sont beaucoup plus considérables pour la ménopause que pour l'apparition des premières règles.

Cette variation rend difficile l'assignation d'une moyenne, et l'on se contente de dire en termes assez vagues que, d'ordinaire, la ménopause survient de 40 à 50 ans. Mais ce n'est là qu'une évaluation dont les limites sont très souvent franchies. On a pu voir des ménopauses anticipées se montrer à 35, 30 et même 28 ans; de même qu'il n'est pas rare que des femmes soient encore réglées passé 50 ans. Il va sans dire qu'après ce terme, le nombre des sujets menstrués devient de plus en plus restreint, et que s'il en est qui le soient encore à 55 ans, on en rencontre très peu qui continuent à l'être au delà de ce terme. Mais, en fin de compte, on a signalé des cas de menstruation à 65, 70 et même 80 ans: ce sont là des curiosités!

L'âge de la ménopause varie suivant certaines conditions, au premier rang desquelles il faut placer le *climat* et le *séjour dans les villes*.

A Paris, et dans les climats tempérés, il est ordinaire de voir les règles cesser vers l'âge de 50 ans.
Dans les contrées méridionales de l'Europe, l'époque de la ménopause s'abaisse; et on trouve ainsi qu'en Espagne et en Italie, les femmes cessent d'être menstruées vers 46 ou 48 ans.

On a considéré la question à un autre point de vue, et on a calculé quelle est la durée de la période sexuelle chez la femme, en prenant la date des premières règles et celle de leur cessation. Une durée de

31 ans 8 mois a été de la sorte assignée à la période d'évolution sexuelle chez la femme, à Paris.

Ce chiffre ne s'écarte pas beaucoup de celui de Brierre de Boismont, qui serait de 30 à 31 ans.

La même durée de 31 ans a été notée, pour Londres, par Tilt, et, pour Manchester, par Witsehead.

Elle serait plus longue avec la Norwège, d'après Faye, qui a noté 32 ans 10 mois.

On voit que si l'on considère la durée de la période d'activité génitale, on ne trouve pas d'écarts très considérables, et l'on est fondé à penser que, suivant les contrées ou, ce qui revient au même, les climats, cette durée oscille entre 29 et 32 à 33 ans.

Si les règles s'établissent beaucoup plus tôt dans les contrées méridionales de l'Europe, elles cessent également beaucoup plus tôt, car c'est pour ces contrées que l'on note la plus courte durée de la vie génitale.

Conditions diverses. On peut dire que l'âge de la ménopause est influencé par une foule de conditions dont les unes sont extérieures, tandis que les autres ont leur existence chez la femme même.

L'influence des causes intrinsèques ou attenantes à l'individu est évidente; elle réside dans l'un de ces innombrables états morbides susceptibles d'atteindre l'un des facteurs de la génération.

Toutes ces affections, surtout celles des ovaires, en détruisant ou en modifiant profondément les organes qui participent activement à la menstruation, amènent une ménopause anticipée. La pluplart des femmes qui ont éprouvé des accidents à la suite de leurs couches voient leurs règles cesser prématurément. Nous aurons l'occasion de revenir sur ces faits intéressants, surtout depuis que de trop fréquentes castrations féminines ont permis d'étudier de plus près le processus menstruel.

Tout au contraire, quand les conditions hygiéniques sont normales, quand il ne survient pas de maladies génitales, que la santé générale reste bonne, on constate que la période d'activité sexuelle se prolonge : la ménopause survient tardivement. L'âge moyen de la ménopause varie encore avec les conditions sociales.

Du tableau publié à ce sujet par Leudet, qui observait à Rouen, il résulte que l'âge de retour fait en général son apparition plus tôt dans la classe ouvrière que dans la classe riche.

Néanmoins, la moyenne de l'âge dans chacune de ces deux classes ne varie guère et s'étend de 46 à 50 ans.

Pour résumer cette question de l'âge moyen de la ménopause, nous retranscrivons la table suivante qui nous vient d'Allemagne :

De 35 à 40 ans, 48 femmes, 1/10 des cas.
De 40 à 45 ans. 141 femmes, 1/4 des cas.
De 45 à 50 ans, 177 femmes, 1/3 des cas.
De 50 à 55 ans, 99 femmes, 1/6 des cas.

Les autres circonstances qui exercent une influence essentielle sur l'âge auquel se produit la ménopause sont :

1° La nationalité ;

2° L'âge auquel s'est accomplie l'évolution de la puberté ;

3° L'activité génitale plus ou mois grande, particulièrement le nombre des accouchements et aussi celui des allaitements ;

4° Le milieu extérieur et social de la femme.

5° Les états morbides et constitutionnels.

La ménopause, en Europe, se montre plus tard dans les contrées septentrionales que dans les pays méridionaux. D'une façon générale, elle semble apparaître de bonne heure dans les climats où la menstruation est précoce, et inversement.

Les femmes dont l'activité sexuelle a été assez grande, celles qui ont eu plusieurs enfants qu'elles ont elles-mêmes nourris, ont une ménopause retardée, contrairement à ce qui arrive si les conditions ont été opposées.

Des rapports sexuels précoces prédisposent à une ménopause prématurée ; il en est de même des grossesses laborieuses répétées et des suites de couches graves ; de même aussi des efforts corporels, des excitations psychiques, des chagrins, des soucis. Les femmes faibles, toujours maladives, arrivent également plus rapidement à cette période que les sujets vigoureux et bien portants ; et la fonction sexuelle semble s'éteindre plus hâtivement chez les personnes qui ont éprouvé des troubles à chaque menstruation.

Certains états constitutionnels, comme une obésité excessive ; certaines maladies aiguës, telles que le choléra, le typhus, la fièvre intermittente, et un certain nombre d'affections utérines (métrite chronique, tumeurs ovariennes, etc...) amènent d'habitude une ménopause anticipée.

Kisch a observé l'apparition de l'âge critique chez une femme de dix-sept ans. Il s'agissait d'une juive hongroise qui avait montré, dès son enfance, une tendance à la polysarcie. Elle avait été réglée à neuf ans, mariée à quinze ans et demi, et les règles persistèrent jusqu'à dix-sept ans, époque à laquelle elles se supprimèrent complètement avec l'obésité croissante. L'examen des organes génitaux ne révéla, en dehors d'une légère antéversion utérine et d'un ramollissement prononcé du col, absolument rien d'anormal.

Le même auteur vit une femme (de Smyrne) qui, menstruée à treize ans, et mariée à seize ans, eut ses règles définitivement arrêtées à vingt ans; elle demeura stérile, et on ne trouva rien de particulier dans l'appareil génital.

Dans beaucoup de cas, la ménopause précoce, de même qu'une activité sexuelle anormalement prolongée, peuvent être considérées comme une particularité de la constitution; et la preuve en est que cette particularité se rencontre chez toutes les femmes d'une même famille.

Lorsqu'il s'agit d'une ménopause tardive, Kisch fait remarquer qu'il est assez malaisé d'assigner une limite, car on ne peut pas toujours distinguer une hémorrhagie menstruelle réelle des diverses hémorrhagies utérines assez communes à cet âge, et qui peuvent avoir leur raison dans les maladies ou les néoplasmes qui affectent l'utérus. On comprendra qu'elles puissent, dans ces cas, se manifester avec une certaine périodicité.

Le temps de la ménopause, ou le temps que met l'activité sexuelle à s'éteindre, varie dans de grandes limites, de quelques semaines à plusieurs années.

En moyenne, la durée des phénomènes qui marquent la ménopause atteint deux ou trois ans.

Sa disparition graduelle constitue pour l'organisme féminin les conditions les plus favorables. Au contraire, sa suppression brusque indique toujours un état pathologique qui peut, d'ailleurs, avoir été produit par les circonstances les plus diverses (émotions, excitations du système nerveux, frayeur, accident traumatique, hémorrhagie puerpérale, diarrhée prolongée, choléra, fièvre typhoïde, etc...).

La violence des symptômes qui accompagnent l'âge critique est des plus variables. Parfois, cette transition est si peu marquée que la femme ne se plaint d'aucun malaise notable, tandis que, d'autres fois, les manifestations en sont fort pénibles et revêtent même un caractère alarmant.

Climat. — Le climat joue un rôle moins net dans l'établissement de la ménopause que dans l'arrivée des premières règles. A cet égard, il est intéressant de connaître le tableau suivant, dû à Émile Bertin, qui a consigné l'âge auquel cesse la menstruation dans plusieurs pays :

Portugal	50 ans.
Norwège	48 ans 0,7.
Pologne	47 ans 0.5.
France.	44 ans 46.
Indes	32 ans 50.
Java	30 ans.

On a parlé, dans tous les pays du monde, de femmes ayant cessé d'être réglées très tardivement, notamment de cinquante à soixante-dix et même quatre-vingts ans. Mais il resterait à savoir s'il ne s'agit pas dans ces cas d'exhalations sanguines qui, tout en rappelant les règles, n'ont cependant plus aucun rapport avec la fonction de l'ovaire. Il se peut, en effet, que les hémorrhagies se produisent périodiquement sans que, pour cela, les phénomènes qui marquent la ponte ovulaire aient lieu. Les deux symptômes, hémorrhagie et développement folliculaire, s'ils sont considérés comme connexes, peuvent donc cependant être indépendants jusqu'à un certain point. L'ovulation peut persister à un âge avancé, tandis que les écoulements sanguins cessent; et réciproquement, il est des femmes chez lesquelles les hémorrhagies périodiques continuent, pendant de longues années, alors que le travail ovulaire est éteint depuis longtemps.

D'un autre côté, l'âge auquel les femmes d'une classe sociale ou d'un pays donnés cessent d'avoir leurs règles n'est pas constamment en rapport avec l'âge auquel elles ont été formées, et une menstruation précoce n'entraîne pas forcément une ménopause prématurée. La fonction menstruelle peut même se maintenir pendant de plus longues années chez des femmes qui ont eu leurs premières règles de bonne heure. Il semble que, chez certains sujets, la vitalité de la fonction menstruelle soit plus intense que chez d'autres et se conserve plus longtemps.

Lancereaux a signalé l'*alcoolisme* comme une cause propre à accélérer l'âge de retour ; ce poison exercerait son influence sur les ovaires, principalement sur leur partie glandulaire.

Ménopause précoce. — La disparition prématurée des règles ne provoque plus comme autrefois des craintes exagérées. On connaît aujourd'hui nombre de cas dans lesquels la ménopause est survenue à l'âge de trente à trente-cinq ans, sans que les femmes aient eu à redouter aucun accident sérieux.

Les causes de cet état sont toutes celles qui peuvent amener l'involution hâtive de l'appareil génital. D'une part, ce sont des affections générales graves atteignant profondément l'organisme.

Courty, comme exemples, cite trois femmes dont les règles disparurent définitivement à trente ans, à la suite de violentes atteintes de choléra. Ces sujets purent être suivis pendant de nombreuses années, et il ne devint pas possible de noter le moindre trouble sérieux dans leur santé. Il en pourra être de même de toute maladie générale grave compromettant réellement le fonctionnement de l'économie (hémorrhagies profuses, tuberculose, etc., etc...).

Chez certaines personnes, la menstruation a disparu sans retour à la suite d'une émotion violente, qui avait suscité probablement une altération profonde dans le processus de l'innervation.

D'autre part, certaines lésions locales, telles que l'ovarite chronique suivie d'atrophie, peuvent incontestablement conduire au même résultat.

Ménopause tardive. — Au lieu de survenir à l'âge de quarante-cinq à cinquante ans, la ménopause peut être retardée jusqu'à cinquante-cinq, soixante-cinq ans, et même au delà. Cette situation, quelque peu anormale, n'entraîne souvent aucune conséquence fâcheuse, pas plus que la cessation précoce des règles. Elle n'a d'autre inconvénient que celui qui pourrait résulter de l'existence d'hémorrhagies plus ou moins abondantes qui affaibliraient d'autant plus la patiente, que les forces commenceraient à décliner.

En général, les règles qui apparaissent dans ces conditions sont liées au travail ovarique normal : il existe dans ces cas, comme d'ordinaire, une ponte ovulaire.

On doit admettre, au total, qu'il s'agit de véritables règles toutes les fois que celles-ci sont parfaitement régulières et se présentent avec leurs caractères habituels.

Parfois, lorsque l'écoulement menstruel est peu considérable, il s'agit simplement d'une exhalation sanguine de la muqueuse utérine, sans que l'ovaire intervienne dans la menstruation.

Mais il n'en va pas toujours ainsi, et les cas de grossesses survenues à l'âge de 50 ans passés prouvent que la fonction ovarienne était encore dans toute sa vigueur.

La cessation des règles, qui caractérise la ménopause, ne se produit pas en général brusquement ; c'est même là un fait tout à fait exceptionnel ; mais, dans la grande majorité des cas, l'arrêt est précédé par une période de menstruation irrégulière, plus ou moins longue, et au cours de laquelle celle-ci est tantôt diminuée, tantôt augmentée.

En même temps qu'il se produit des modifications dans la vie sexuelle, on en voit survenir d'autres dans les diverses fonctions : dans la nutrition, dans la circulation du sang, du côté du système nerveux ; toutes modifications dont l'ensemble donne un caractère particulier à cette période de transition.

Dans la ménopause tardive, on doit distinguer suivant qu'il y a simplement exhalation sanguine par la muqueuse utérine, ou que la fonction d'ovulation est conservée. C'est à la conservation de cette dernière fonction seulement qu'on peut réserver l'expression de ménopause tardive.

Il n'est pas douteux que des femmes qui continuent à être réglées comme par le passé à un âge avancé puissent être fécondées : on sait par Pline que Cornélie serait accouchée de Valerius Saturnius à 70 ans ; Haller a de même cité des grossesses à 63 et 70 ans.

Mais ce qui est plus remarquable, c'est que cette

fonction d'ovulation puisse persister indépendamment des phénomènes hémorrhagiques. C'est ainsi que Pearson cite le fait d'une grossesse survenue 18 mois après la ménopause ; Tilt a donné une statistique de laquelle il résulte que sur 7,022 accouchements qui ont eu lieu de 40 à 50 ans, 167 se sont passés après que les femmes avaient dépassé la cinquantaine ; Renaudin, de son côté, parle d'une femme qui accoucha à 61 ans, et qui cependant n'avait pas été réglée depuis 10 ans.

En résumé, la fécondation est possible au moment de la ménopause, et la fonction d'ovulation est indépendante de la menstruation.

Ménopause artificielle. Les ovaires étant les organes qui président à la fonction sexuelle et qui interviennent principalement dans la menstruation, il nous faut examiner maintenant quelles peuvent être, physiologiquement parlant, les conséquences de leur suppression brusque. Les conséquences de cette même suppression, au point de vue symptomatologique et pathologique, seront développées au chapitre suivant.

Aujourd'hui que la castration est pratiquée chez la femme d'une façon courante, il devient facile de répondre à cette question. Les effets de cette nature, produits par la suppression des organes essentiels de la génération, portent surtout sur la fonction sexuelle, et ils sont sensiblement les mêmes que lorsque l'âge vient mettre, par l'involution sénile, les ovaires hors de service.

Presque toujours la menstruation est supprimée d'emblée, elle ne persiste qu'en un très petit nombre de cas. Cette rareté de la persistance de la menstruation, après l'ablation des ovaires, est une preuve de l'importance du rôle de ceux-ci dans la production de ce phénomène. D'ailleurs, la continuation de l'écoulement sanguin, dont le type peut être régulier, comporte plusieurs explications. En ce qui concerne les hémorrhagies légères qui se répètent à des intervalles réguliers pendant les premiers mois qui suivent l'opération, on a coutume de les expliquer par ce fait que l'économie ne peut se debarrasser brusquement d'une habitude organique qui existe depuis longtemps, en sorte que l'activité menstruelle ne se perd que peu à peu. L'action de l'extirpation des ovaires est donc progressive, de même que la ménopause naturelle demande un certain temps pour s'établir. D'un autre côté, il peut arriver que le chirurgien ait laissé dans le petit bassin un ovaire ou une partie d'ovaire qu'il croit avoir enlevé.

Cette confusion s'explique par les modifications de rapports, de forme, d'aspect que subissent tous les organes du petit bassin, lorsqu'il existe des adhérences, des tumeurs volumineuses, même après que l'analyse histologique prouve qu'on a bien les ovaires entre les mains, car il peut arriver qu'un des deux ovaires soit multiple, ou qu'il existe des ovaires accessoires qui n'ont pas été retirés. Il suffit qu'il reste dans l'abdomen du tissu ovarien pour que la fonction menstruelle persiste après la castration. Un fait qui montre que c'est bien là une explication exacte, c'est qu'on a vu des femmes devenir enceintes après une ovariotomie double. Quoi qu'il en soit de ces exceptions, on peut considérer comme une règle générale que la perte des deux ovaires entraîne la suppression définitive de la menstruation.

La castration amène ce que produit la ménopause naturelle : l'involution de tout le système génital. C'est d'abord l'utérus qui s'atrophie, parfois en quelques mois. Mais il faut dire cependant que cette involution se fait parfois d'une manière très irrégulière ; et à côté des cas d'involutions rapides de quelques semaines, il en est d'autres qui exigent plusieurs années pour s'effectuer ; l'utérus conserve presque alors son volume normal.

Le vagin en général ne subit pas de grandes modifications, non plus que la vulve. On n'a pas noté davantage de changements notables du côté des seins. Le compte rendu du dernier Congrès de gynécologie en Allemagne contient quelques données sur les modifications histologiques dont l'utérus devient habituellement le siège.

Becker et Wyder avaient établi que la muqueuse utérine, chez l'enfant, ne possède pas de cellules à cils vibratiles, lesquelles apparaissent seulement peu après la puberté. Les trompes seules portent des épithéliums ciliés chez la nouvelle née. Longtemps après la ménopause, lorsque les règles ont cessé depuis plusieurs années et que l'utérus est atrophié, l'épithélium cylindrique utérin, d'après Mœricke, ne possède plus de cils, et il en est de même, suivant Klot, pour la muqueuse-tubaire des femmes âgées. Ainsi, à la ménopause, toutes les parties des voies génitales perdent leurs cils vibratiles.

Il était intéressant, d'après ces données antérieures, de rechercher si, après la castration dans la ménopause artificielle, les cils vibratiles disparaissent. Ces recherches sont difficiles à faire sur la femme, car avant l'opération l'utérus étant malade, sa muqueuse peut être, par ce fait, privée de ses épithéliums ciliés. Des expériences de Krukenberg ont donc été pratiquées sur des lapines, et elles ont montré que la disparition des cils est toujours associée à l'atrophie de l'utérus, résultant de la castration. Une preuve que c'est bien la castration qui produit ces modifications, c'est que la simple ligature des trompes, non seulement ne les détermine pas, mais n'empêche même pas le développement de la matrice.

L'examen des trompes a été fait, mais il n'a pas été concluant, parce qu'au moment de la publication du travail de l'auteur, ses expériences étaient encore trop récentes. Quoi qu'il en soit, il semble bien résulter de celles-ci que la castration agit de la même façon que la ménopause normale : les cils vibratiles disparaissent, mais seulement après la complète atrophie de l'utérus.

Notons, enfin, que c'est en agissant sur la menstruation que la castration supprime les hémorrhagies, dans les cas de tumeurs fibreuses utérines. La régression qui porte sur l'utérus entraîne dans un même processus les tumeurs fibreuses qui diminuent de volume.

Nous allons voir un peu plus loin que les suites éloignées qu'exerce, sur la santé des femmes, la ménopause artificielle sont des plus variables, et que si, dans un grand nombre de cas, elles ne se distinguent guère de celles qui accompagnent la cessation naturelle du flux menstruel, il en est malheureusement d'autres où elles affectent le caractère le plus alarmant, autorisant dès lors une grande partie du corps médical à considérer cet abus d'opérations portant sur les organes génitaux de la femme, comme un réel et grand malheur public. Et cela est si vrai que nos chroniqueurs les plus autorisés se sont déjà emparés de ces données pour censurer dans la littérature extramédicale ce triste état de choses. C'est ainsi que l' « éternelle blessée » de Michelet et de Vigny devient, sous la plume acerbe de M. Henri Baüer, l' « éternelle opérée », qu'il montre, du reste, pleinement endoctrinée, suggestionnée, et allant d'elle-même au-devant du couteau, comme l'alouette au miroir, se jetant « dessous ».

Mais n'allons pas plus avant dans la voie de si légitimes protestations dont la place, croyons-nous, sera mieux marquée dans le chapitre suivant, où nous nous étendrons longuement sur l'ensemble des phénomènes morbides susceptibles de compliquer, parfois de cruelle façon, l'âge de la ménopause.

III

Étude de la femme à l'âge critique. — Symptômes généraux
de la Ménopause.— Pathologie de la Ménopause : *Troubles
respiratoires, circulatoires, digestifs, cutanés, etc. —
Troubles cérébraux, sensoriels, psychiques.* — (Les
Névrosées et les Aliénées).

Symptôme veut dire description et *pathologie*, état
morbide. Ici, par le fait, ces deux termes semblent,
jusqu'à un certain point, se confondre ; car, ce qu'il y
a de plus remarquable dans l'utérus, envisagé au point
de vue physiologique, c'est que chacune de ses fonctions les plus naturelles touche presque à la pathologie.
Et cela se conçoit aisément.

L'utérus, dont la vie moyenne n'est guère que de
trente ans, a, durant ce laps de temps relativement bien
court, de rudes assauts à soutenir.

Nous l'avons vu : c'est au moment de la *puberté* que
lui est livrée la première bataille, et elle est parfois
meurtrière. Au cours de son existence active, la *copulation*, la *grossesse*, l'*accouchement* sont comme autant
d'ennemis qui le guettent avidement, laissant, non seu-

lement dans sa chair même mais parfois dans l'être féminin tout entier des traces profondes, plus rarement indélébiles, de leur passage.

On peut donc bien dire, avec M. Pidoux, que l'utérus se greffe sur l'organisme, à la façon d'un parasite, et ses souffrances, durant sa période de fonctionnement, sont d'autant plus vives que son existence est plus éphémère. Terrible loi qui veut que l'énergie pathologique d'un organe soit d'autant plus intense que sa durée est moindre ! Les autres tissus accidentels, comme les ovaires et les mamelles, partagent d'ailleurs avec la matrice ce triste privilège.

Aussi l'appareil génital joue-t-il dans l'existence physique et morale de la femme un rôle tellement prépondérant que, depuis la plus haute antiquité jusqu'à nos jours, les médecins n'ayant cessé de le considérer comme un sujet captivant d'incessantes recherches, comme le « bouc émissaire de l'organisme féminin » ainsi que le disait M. Pidoux, ont, du moins une grande partie d'entre eux, concentré tous leurs efforts sur une minutieuse analyse des différents rôles et des affections multiples qui ressortissent aux organes génitaux de la femme.

Une fois achevée sa carrière active, l'utérus, avant de cesser de vivre, devient, pour ainsi dire, hésitant; et, d'autre part, jusqu'à ce que l'accoutumance se soit faite pour l'économie à la perte définitive de cette importante fonction, elle hésite, elle aussi, et ses hésitations se traduisent par ces troubles aussi multiples que

— chez certains sujets — gros de dangers réels, dont l'ensemble constitue l'*âge critique*.

Cela étant dit, et étant bien admis, une fois pour toutes, que chacune des fonctions les plus naturelles de l'utérus et de ses annexes ne sont, en somme, que des imminences morbides, il nous a paru logique d'englober « *symptomatologie* et *pathologie* » dans un unique chapitre, en commençant toutefois notre étude par l'énumération des divers actes dont l'ensemble constitue l'âge de retour à l'état normal ; l'exposition viendra ensuite, pour ainsi dire sans transition, des troubles plus ou moins sérieux susceptibles d'évoluer au cours de cette période.

Tout d'abord, un mot d'

Étiologie. — Le processus pathologique ou non de la ménopause peut varier beaucoup suivant les circonstances et les événements de la vie génitale de la femme. En thèse générale, la ménopause est plutôt retardée et se passe normalement lorsque l'existence sexuelle a été active, lorsque les accouchements se sont passés dans des conditions favorables, ont été répétés, et que la mère a été en même temps la nourrice de ses enfants.

S'il y a eu, par contre, des grossesses laborieuses et fréquentes, des avortements, on doit s'attendre à une ménopause irrégulière. Il en est de même quand le sujet a souffert de la misère, de fatigues prolongées, de surmenages divers, ou bien quand il a été atteint de maladies conduisant à la cachexie.

Bien que toutes les affections soient de nature à apparaître à l'âge critique, il en est cependant qui se montrent avec une fréquence particulière.

La statistique pouvait seule éclaircir ce point.

Voilà celle que Barié a reproduite dans sa thèse, et qui donne une nomenclature assez exacte des diverses maladies à l'âge de la ménopause :

Maladies du système nerveux ganglionnaire.	406
— — cérébro-spinal.	1272
— des organes respiratoires.	463
— gastro-intestinales.	354
— de la peau.	705
Troubles variés.	43

Tilt a divisé en deux périodes les phénomènes qui se passent à l'âge de retour. Il distingue une première période d'irrégularité et de défaillance de la fonction ovarique qui commencerait vers quarante-quatre ans et durerait deux ans et trois mois. Ce serait la période souffrante proprement dite de la ménopause. La seconde période serait représentée par la cessation définitive de la menstruation, qui arriverait vers la quarante-sixième année. Mais tous les auteurs n'admettent pas cette division, et il est permis de penser que la ménopause n'est constituée que par le temps de passage entre la parfaite régularité des règles et leur suppression définitive. En effet, une fois que cette suppression est complète, il est rare que les femmes accusent des désordres relevant de la ménopause proprement dite.

Brierre de Boismont fixe l'âge moyen de l'arrêt menstruel à quarante-neuf ans six mois dix-sept jours.

Phénomènes de la Ménopause. — La *ménopause* est la cessation définitive des règles à la fin de la période génitale. Cette définition écarte les suppressions plus ou moins prolongées, mais le plus souvent temporaires, de la menstruation, que l'on peut observer au cours de certaines maladies.

De tout temps—nous l'avons déjà dit— on a attribué une grande importance à cette phase de la vie sexuelle de la femme. On l'a accusée de bien des méfaits; mais si les accusations — d'une façon générale — ont été de beaucoup exagérées, nous ne tarderons pas à constater qu'elles n'en sont pas moins très réelles dans quelques cas. Le terme *d'âge critique* traduit dans le langage la crainte qu'inspire cette période de l'existence féminine, tandis que l'expression *âge de retour* en désigne la fin. La cessation définitive des règles est tantôt brusque, tantôt progressive. Le premier cas n'est pas habituel; il est rare de voir la ménopause survenir brusquement: une cause morale, une frayeur, l'impression subite du froid, peuvent amener cette suppression spontanée.

Habituellement, certaines circonstances indiquent l'approche de l'âge de retour, lequel met pour fournir sa course complète plusieurs mois ou même plusieurs années.

La ménopause s'annonce souvent par la diminution progressive du sang exhalé pendant les règles; les femmes *voient* à peine pendant une journée, et cet écoulement insignifiant est précédé et suivi assez fréquemment d'un flux leucorrhéique.

Plus ordinairement, l'hémorrhagie perd son caractère de régularité. Elle a apparu au bout d'une quinzaine de jours, ou bien ne s'est pas montrée durant plusieurs mois, quand tout à coup une perte très copieuse, une véritable hémorrhagie fait irruption. Chez d'autres sujets, l'écoulement sanguin a une durée anormale de huit à quinze jours ou plus. Néanmoins, on ne doit pas mettre systématiquement ces irrégularités sur le compte de la ménopause, surtout lorsqu'entrent en scène ces hémorrhagies prolongées ou abondantes. Dans ces conditions, l'examen de l'utérus s'imposant, on devra toujours rechercher l'existence d'une lésion cancéreuse, relativement fréquente à cet âge.

En même temps que se manifestent ces irrégularités, des phénomènes se montrent — variés et pénibles — du côté de l'appareil de la circulation ou de celui de l'innervation.

Pathologie. — Nous entrons dès ce moment dans le domaine de la *Pathologie* proprement dite, et nous allons assister, à partir de maintenant, à une transition en quelque sorte insaisissable entre les phénomènes physiologiques et les phénomènes pathologiques.

Les symptômes vasculaires sont très fréquents et ont porté certains auteurs à les attribuer à une diathèse congestive qui se produirait au moment de la ménopause. Les femmes se plaignent alors de chaleurs subites au visage, de maux de tête, de bourdonnements, de vertiges. Parallèlement, elles accusent des accès de palpitations, d'oppressions ; des congestions se produisent également dans d'autres régions vasculaires. Les accès de dyspnée peuvent tenir à une congestion passagère du côté des poumons ; aussi les affections broncho-pulmonaires à marche plus ou moins chronique en reçoivent-elles parfois une exacerbation momentanée.

La congestion céphalique ne se traduit pas seulement par des sensations subjectives : la rougeur de la face, les éruptions d'acné rosacée dont l'exaspération est fréquente à cette époque témoignent de ces poussées. Ce sont des bouffées de chaleur à la figure, des migraines, de l'insomnie, des vertiges, des poussées éruptives aux lèvres, aux joues, phénomènes qui sont ordinairement mis sur le compte de mouvements congestifs vers l'extrémité céphalique, de troubles circulatoires d'ordre mécanique, de fluxions supplémentaires ; et parfois, en divers points, de ruptures vasculaires, telles que : hématuries, épistaxis, hémoptysies, hémorrhoïdes fluentes, apparaissant sans aucune régularité, parfois périodiquement, mais ne laissant pas de fatiguer les patientes.

On rapporte à ce propos des cas de malades qui, accusant de la céphalalgie, des vertiges, de l'asthme, des cauchemars, au moment de la ménopause, furent guéries par un traitement nasal.

Dans les cas semblables, les poussées nasales sont secondaires, elles se produisent par l'intervention du facteur génital. A la puberté, comme à la ménopause, l'excitation physiologique ou pathologique des organes génitaux retentit sur la muqueuse nasale qui se trouve plus ou moins congestionnée.

Ce sont aussi des sueurs profuses qui surviennent à l'âge de retour, et pendant plusieurs années, avec une persistance et une régularité évidemment en rapport avec la période physiologique de la ménopause.

Des phénomènes subjectifs pénibles s'observent de même du côté du tube digestif. Les douleurs des hypochondres, surtout du côté droit, la dyspepsie acide, la dilatation stomacale, l'atonie des muscles intestinaux qui s'annonce par l'augmentation de volume du ventre sont les manifestations le plus habituellement remarquées pendant l'établissement de la ménopause.

Organes génitaux. — A l'époque de la ménopause, il est très ordinaire d'observer différents symptômes du côté des organes génitaux ou des fonctions sexuelles.

En général, il se produit un certain degré d'excitation génitale ; l'appétence sexuelle renaît, alors que tous ces désirs d'un autre âge s'étaient à peu près éteints depuis plusieurs années, et la femme la plus vertueuse peut devenir pour un temps cette « fille folle de son corps » dont il est question dans l'Écriture.

En même temps surgissent des sensations incommodes ou douloureuses dans la région lombaire ou dans le bassin. Lorsque ces divers troubles coïncident avec la suppression des règles, jusqu'alors à peu près régulières, l'illusion se fait jour, et on croit à une grossesse qui n'existe que dans l'imagination de la malade. L'erreur est d'autant plus autorisée que cet ensemble trompeur coïncide parfois avec un ballonnement du ventre, qui se météorise ou dont la couche adipeuse augmente d'épaisseur. Concurremment surviennent des démangeaisons à la vulve, aux seins qui grossissent aussi et fournissent, à la pression, une sérosité lactescente. L'appétit est bizarre ou perverti ; il y a des troubles digestifs, des modifications de caractère, tous symptômes qui sont pris d'autant plus volontiers pour un début de grossesse que des contractions, parfois, sont ressenties dans les muscles abdominaux, qui sont attribuées à des mouvements du fœtus. Mais la désillusion ne tarde guère à arriver au bout de quelques mois, lorsque les phénomènes pénibles ont disparu et qu'il ne subsiste plus de tout cet état qu'un embonpoint exagéré et cruellement révélateur.

Utérus. — A l'examen, on trouve, chez une femme arrivée à l'âge de la ménopause, et — à part les affections qui peuvent exister — le col utérin mou, lâche, saignant aisément, présentant parfois des érosions et le plus souvent de la *leucorrhée.* Les deux tiers des sujets en sont atteints à l'époque critique. Cette leucorrhée peut être périodique, survenant au moment même où apparaissaient habituellement les règles, et accompagnée de douleurs, de pesanteur du bassin, tous symptômes caractéristiques du molimen menstruel.

Le ramollissement du tissu utérin donne la raison des

ménorrhagies si fréquentes, nous allons le voir, à l'âge
de retour. Les autres causes de ces pertes sanguines
consistent dans les troubles circulatoires du petit bassin, les arrêts dans le territoire de la veine cave ascendante, ce qui rend malaisé le processus circulatoire du
sang dans les vaisseaux du bassin et détermine une
stase chronique des parois utérines. Cette stase a pour
conséquence la plénitude des vaisseaux de la muqueuse
de l'utérus, d'où les hémorrhagies. Pour en revenir aux
affections que l'on rencontre le plus habituellement du
côté des organes sexuels au moment de la ménopause,
l'âge critique peut manifester sur ceux-ci son influence
par une série de symptômes, tels que : congestions, anomalies de sécrétions, poussées névralgiques, enfin, tendance marquée aux néoplasmes.

Voici un tableau donné par Kisch de la fréquence relative des divers états pathologiques qu'il a observés
chez quatre cent quarante femmes, au cours de cette
période ; il va sans dire que plusieurs de ces maladies
peuvent coexister chez la même personne.

Ménorrhagie et métrorrhagie . .	286 cas.
Métrite chronique	79 —
Leucorrhée	329 —
Prolapsus utérin	65 —
Anté-rétroflexion de l'utérus. . .	52 —
Prurit du vagin et de la vulve . .	46 —
Vaginisme.	12 —
Cancer utérin.	3 —
Fibrome utérin	5 —
Tumeurs du sein	8 —

Les irrégularités de la fonction menstruelle constituent le premier symptôme qui se montre du côté de l'appareil sexuel, à l'âge de la ménopause.

Les règles sont d'abord retardées, et ces retards peuvent atteindre des jours, des semaines, des mois ; ou bien encore on les voit avancer et apparaître tous les dix jours, toutes les trois semaines. Le flux menstruel est souvent profus : c'est la *ménorrhagie* de l'âge critique. Celle-ci survient surtout chez les femmes pléthoriques, bien constituées, parfois aussi chez les personnes délicates dont les organes génitaux offrent une grande mollesse et une certaine laxité des tissus. La bonne chère et principalement l'usage des liqueurs alcooliques semblent favoriser les ménorrhagies de la ménopause.

Les *métrorrhagies*, dit Courty, sont très fréquentes à l'époque de la ménopause dont elles constituent un des phénomènes les plus remarquables.

M. Brierre de Boismont en a observé cinquante-sept cas sur cent quarante et une femmes arrivées à l'âge de retour.

Ces métrorrhagies peuvent éclater tout à coup au milieu de la plus brillante santé et marquer le terme de la menstruation, ou se reproduire à diverses époques, seules ou alternant avec des pertes blanches, sans qu'il existe pour cela de lésion organique de la matrice. Ces hémorrhagies semblent s'attaquer de préférence aux femmes qui avaient des règles très abondantes ou dont l'utérus était atteint d'une faiblesse relative, suite d'accouchements laborieux et réitérés, de fréquents avortements, etc... Après l'âge critique, il est difficile d'admettre que la métrorrhagie ne soit pas symptomatique (Courty). Ces pertes finissent par affaiblir et rendre chloro-anémiques celles qui en sont atteintes. Leur subit arrêt ne serait cependant pas sans inconvénients. Suivant Frank, Tilt, il en pourrait résulter une apoplexie.

Quant à leurs causes, les auteurs sur ce point ne sont guère explicites. Il est probable que ces causes sont multiples : ovulation incomplète, congestion des organes pelviens, etc... On remarquera que presque toujours à cette période, les femmes accusent des manifestations douloureuses du côté du ventre, et l'on constatera fréquemment à l'examen l'existence d'un point douloureux ovarien.

En ce qui a trait à ces hémorrhagies qui surviennent plus ou moins régulièrement à la ménopause, ou même longtemps après son époque présumée, on peut penser qu'il y a un effet d'habitude, la congestion régulière de la muqueuse utérine continuant à se produire comme par le passé.

Une circonstance distingue la plupart des hémorrhagies liées à la ménopause, c'est la leucorrhée plus ou moins persistante qui les termine.

Métrites. — La *métrite aiguë* ou *chronique* n'est pas amenée par la ménopause, elle lui est toujours au contraire antérieure, lorsqu'on en constate l'existence à ce moment. Rarement les affections inflammatoires sont aggravées. Elles peuvent l'être néanmoins dans les débuts ; mais presque toujours elles finissent par guérir lorsque la cessation des règles devient définitive ; elles passent alors à l'état latent, et les micro-organismes ne trouvent plus un terrain suffisant pour leur reproduction dans un organe dont l'atrophie est consommée.

Une des principales aggravations susceptibles de se produire au début de la ménopause consiste dans la congestion passagère dont l'utérus est parfois le siège. Tilt a donné une observation d'*endométrite aiguë* après l'âge critique, mais il n'y a pas eu de vérification anatomique, et peut-être s'agissait-il au fond d'une lésion plus grave de la matrice.

La *métrite chronique* s'observe assez fréquemment au cours de la ménopause, mais plus souvent elle remonte à une période antérieure. En fait, la suppression des règles ne saurait que rarement être considérée comme une origine réelle de cette maladie, même si elle s'est faite brusquement. La cessation normale, progressive de la menstruation constitue, par suite de la diminution graduelle de la congestion des vaisseaux utérins, une circonstance qui contribue plutôt à modérer, à l'époque de la ménopause, les symptômes de la métrite préexistante et à rendre l'affection plus supportable ; de même que l'arrêt brusque du flux menstruel, dans la ménopause précoce, est une condition de nature à favoriser l'établissement de la métrite chronique. Sa terminaison à l'âge de retour est plus bénigne en général qu'à la période d'activité sexuelle, car, sitôt que le travail d'involution dont l'utérus et ses annexes sont le siège est achevé, la guérison de cette maladie, d'ailleurs de longue durée, a lieu assez rapidement.

L'*Hydrométrie*, à la ménopause, se rencontre encore assez communément. Elle ne peut survenir que lorsque l'élimination du sang menstruel dans la cavité utérine est entièrement tarie. Elle est causée par les atrésies du canal cervical amenées par les érosions catarrhales et les ulcérations du col.

Les *déviations* et *flexions utérines*, malgré leur fréquence à l'âge critique, n'ont plus la même importance qu'à l'époque de l'activité sexuelle. A cette période, les symptômes pénibles occasionnés par les coliques utérines cessent complètement.

Par contre, lé *prolapsus* de la matrice, à la ménopause, devient plus pénible qu'auparavant, précisément parce que les moyens de fixité de l'utérus participent au relâchement des tissus.

Le *prurit* de la vulve et du vagin est une névrose aussi gênante que fréquente. Il peut atteindre un degré tel que les femmes en éprouvent parfois un réel dégoût de l'existence.

Phénomènes d'ordre nerveux. — Nous venons de parcourir la liste longue, trop longue, des maux qui peuvent fondre sur la femme à l'âge critique. Énumération fastidieuse et attristante des métrorrhagies, des troubles circulatoires et respiratoires, des maladies de la digestion ; et maintenant nous allons regarder plus haut, voir ce que devient le système nerveux, et comment l'intelligence va subir le contre-coup de cet assaut livré à l'organisme tout entier.

Hélas ! que le lecteur nous pardonne, à nous, photographe des misères de la pauvre machine humaine, mais le spectacle ne sera pas très réconfortant. Le père de la médecine mentale, Pinel, le bienfaiteur des aliénés, nous dit : « Je jette un voile sur l'âge de retour que l'on ne peut peindre que sous les traits les plus mélancoliques et les plus tristes, si un caractère élevé ne remplace par des jouissances pures le règne des plaisirs frivoles et d'une vie dissipée. » Il raconte qu'une femme naturellement disposée à la tristesse ne voyait approcher qu'avec les plus vives alarmes ce qu'on appelle l'*âge critique*. Des propos peu consolants de la part de son médecin ordinaire, doué lui-même d'une humeur mélancolique, et un appareil frivole de médicaments, avaient porté le découragement jusqu'au désespoir. De là, des anxiétés sans cesse renaissantes, des insomnies, des alternatives d'un délire fugace. Une toux sèche, de l'amaigrissement et des contractions spasmodiques des muscles lui font craindre aussi que sa poitrine ne soit attaquée ; il survient des songes effrayants, un état de stupeur et un abattement extrême. Elle suit les avis d'un spécialiste habile qui prend avec elle un ton rassurant, cherche à relever son courage, lui prescrit un régime simple, un exercice de corps varié et lui recommande divers objets de distraction. Le calme renaît et les forces augmentent, sans aucun retour du délire. Mais par un funeste effet de cette versatilité propre au sexe faible, elle s'irrite, trouvant que la guérison se fait trop attendre.

Et alors, on n'observa plus ni règle ni plan de conduite. Différents médecins et même des empiriques sont tour à tour mandés, et plusieurs médicaments, pris à profusion, donnent lieu à de nouveaux symptômes morbides et augmentent les angoisses. Une seule idée semble absorber toutes les facultés de l'entendement : celle d'une fin prochaine, et c'est à cette époque que l'aliénation s'est déclarée. Ce fait si instructif, cité par un maître en l'art d'observer, est corroboré par tous ceux qui l'on suivi.

Le célèbre Esquirol nous déclare : « Les désordres des menstrues provoqués par des accidents physiques ou par les progrès de l'âge multiplient les conditions favorables à l'aliénation mentale. Parfois les menstrues se suppriment et cessent tout à coup, et la folie éclate aussitôt. » « C'est aussi vers la fin de cette époque que les orages de la cessation menstruelle, l'abandon du monde et de ses plaisirs exposent les femmes à mille maux divers ; particulièrement celles qui ont fait du monde et de la coquetterie l'unique occupation de leur vie frivole. »

Avant d'aller aux extrêmes, à l'étude de la folie, qui, Dieu merci ! dans l'immense majorité des cas, est enrayée par une médecine prudente et éclairée, voyons un peu les troubles bénins, curables, les plus communs et non les moins intéressants.

Troubles les plus légers et les plus habituels.
— Dans une intéressante clinique faite le 10 avril 1878,
un de nos plus savants gynécologues, le docteur Chéron,
réunissant un certain nombre de malades présentant des
désordres nerveux, digestifs, circulatoires, etc., dévelop-
pait longuement cette même question sous ce titre : *Des
lésions fonctionnelles ou de texture que les affections utérines peuvent faire subir aux divers appareils de l'économie.* Dans cette leçon, l'éminent praticien, après avoir
fait l'analyse de toutes les lésions fonctionnelles ou autres, que le processus morbide du système génital peut
développer, insista longuement sur la filiation de ces
phénomènes pathologiques et sur leur mode de production.

Jetant un coup d'œil rapide sur les maladies consti-
tutionnelles et sur les diathèses, il démontra que toutes
les femmes chez lesquelles des troubles fonctionnels
importants se trouvaient en relation avec une affection
utérine, étaient sous le coup d'une de ces maladies con-
stitutionnelles, de ces diathèses.

Il insista avec soin sur la différence que présente
l'irritation spinale, localisée à la région lombaire, suivant qu'elle se montre chez une diathésique ou chez
une malade indemne d'affection générale ; et sur l'absence à peu près complète de troubles, même fonctionnels, chez celles dont la souffrance de la moelle lombaire était peu accusée.

Faisant ensuite une description de l'irritation spinale,
il considéra la moelle et le système sympathique qui

lui est intimement uni comme les rouages vecteurs des impressions morbides transportées aux organes éloignés, et il termina cette leçon en appelant l'attention sur ce fait si intéressant à savoir que la lésion de telle ou telle partie de l'appareil sexuel porte spécialement la perturbation dans tel ou tel territoire de l'économie.

La plupart de ces troubles ont été groupés par un savant étranger, George-J. Engelmann (traduit de l'anglais par le docteur Fauquez), sous le nom de *Hystéro-névroses cérébrales* ou *hystéro-psychoses*. Ce terme n'est peut-être pas très heureux, car il peut faire supposer qu'il ne s'agit que de phénomènes morbides de nature hystérique, et telle n'est certes pas la pensée de l'auteur. Le docteur Fauquez, fort judicieusement, lui préférerait le terme d'*utéro-névroses*.

Ces hystéro-psychoses — pour conserver le mot d'Engelmann — sont les plus embarrassantes et les plus captivantes de toutes les conditions dues aux affections utérines.

Nous avons déjà vu qu'une action réflexe est produite par les organes de la génération sur l'esprit sensible et impressionnable de la femme. Nous savons que les maladies de l'esprit dans leurs développements et leurs phases variées sont souvent étroitement liées avec les périodes de désordres sexuels, avec la puberté et la ménopause, avec le flux menstruel et l'époque de la grossesse ou de l'accouchement; mais il ne faut pas en déduire que la folie doive fatalement dépendre d'un dérangement fonctionnel, d'une affection ou d'une situation anormale de la matrice.

Ce rapport de cause à effet, bien qu'évident pour tous, n'a été nettement défini que par très peu d'auteurs.

Ainsi Storer nous dit qu'il existe une relation entre l'esprit et les organes sexuels de la femme. Mais son travail est complètement incapable de prouver cette relation, et il n'augmente pas la valeur de son assertion par les citations qu'il fait de nombreuses autorités dont les cas ne sont pas tous très concluants.

Hammond, au contraire, semble entièrement ignorer les lésions réflexes. Il ne fait aucune allusion à ces cas de désordres nerveux dont une affection utérine est très nettement l'origine; et cependant il parle de catalepsie, d'extase, d'épilepsie hystérique, comme de processus hystériformes. Il veut dire par là maladies cérébro-spinales, et non affections utérines; de même qu'il place avec raison l'hystérie elle-même parmi les troubles cérébro-spinaux.

Les aliénistes ont toujours admis l'influence des organes sexuels sur les fonctions mentales. Tous les ouvrages sur la folie le prouvent. Buckmill, Hacke-Tuke, Esquirol et bien d'autres auteurs citent de nombreux cas d'excitation sexuelle à la ménopause comme exemples de la liaison entre les désordres de l'esprit et ceux du système génital.

On peut cependant exclure certains faits considérés comme une excitation vénérienne qui, non seulement ne sont pas une indication, mais plutôt une rare concomitance de l'hystéro-psychose.

D'autres aliénistes, toutefois, relatent des cas remarquables qui montrent distinctement le rapport de cause à effet, et insistent sur l'importance de l'examen de l'utérus dans le traitement de la folie.

Certains gynécologistes, malheureusement, ont accordé trop peu d'importance à ce sujet, et leurs livres nous donnent des renseignements trop peu complets sur la relation qui peut exister entre la maladie de la matrice et l'aberration mentale.

Notons cependant de soigneuses observations de Louis Mayer (de Berlin) et de Fordice Baker (de New-York).

Nous n'insisterons pas sur ceux de ces phénomènes réflexes qui se développent dans les centres cérébraux durant les périodes des plus grandes excitations de la vie sexuelle de la femme, telles que les attaques épileptiformes, la chorée de la puberté, qui reviennent volontiers à chaque période menstruelle ; l'exacerbation des maladies mentales au moment des règles, la folie puerpérale, etc..., qui montrent bien qu'il existe une relation intime entre tous les organes, et surtout entre les organes sexuels et les centres nerveux.

Neurasthénie. — Un des troubles les plus communs et les plus curables — car il se laisse entamer par la thérapeutique et surtout la thérapeutique thermale — c'est la *neurasthénie* à laquelle notre éminent ami, M. J. Claretie, de l'Académie française, consacrait les lignes suivantes, dans la préface qu'il avait bien voulu écrire pour notre précédent ouvrage (1) : « Ce mal moderne n'est plus l'insaisissable *vague à l'âme* dont souffraient, au commencement du siècle, les René et les Obermann, mais bien le *mal aux nerfs* qui irrite, déforme, détraque nos contemporains et surtout nos contemporaines dans les dernières années de ce siècle finissant.

« Nous vivons trop vite, nous nous usons trop vite, nous avons usé et mésusé de toutes choses, nous avons *trop de tout* ou *pas assez de rien* et, emportés par une existence de chevaux de courses, nous haletons dans la poursuite du bonheur monnayé.

Au galop,
Monde falot ! »

Le vocable, qui est d'un médecin de New-York, Weir-Mitchell, a fait fortune. Mais ici, comme jadis, nous protesterons de l'abus trop souvent fait de ce terme, commode il est vrai, mais qui ne satisfait pas toujours l'esprit de l'observateur consciencieux et du médecin scrupuleux.

Depuis nos désastres de 1870, notre ascendant scientifique a un peu suivi la fortune de nos armes, et il est devenu de mode en médecine de ne trouver bon que ce qui vient d'Allemagne. Comme nos « cercleux » font blanchir leur linge à Londres, de même nos découvertes

(1) *Le Nervosisme aux Stations thermales*, par les docteurs Ch. Barbaud et A. Rouillard. Préface de M. J. Claretie, de l'Académie française. 1893. Paris, Librairie Furne, Jouvet et Cie, éditeurs.

françaises sont blanchies outre-Rhin et nous reviennent
avec la marque tudesque qui souligne l'oubli du nom
du véritable inventeur français.

Pour le professeur Arndt (ils sont tous professeurs
là-bas !) la neurasthénie, comme un protée, se présente sous les formes les plus inattendues et les plus
lamentables (*Arndt. Die neurasthénie ihr Wesen ihre
Bedeuntung und Behandlung, Leipsig*). |Ses symptômes
sont tellement nombreux qu'Arndt se voit dans la nécessité de créer une foule de mots nouveaux, fort peu
harmonieux, pour les dénommer et les distinguer les
uns des autres. Ce n'est certes pas là un des moins fâ-
cheux effets de la neurasthénie !

« La fonction des organes peut être élevée, diminuée, suspendue, modifiée : énergasies, hypergasies,
anergasies, parergasies ! » Suivant que telle ou telle
fonction, tel ou tel organe sont modifiés, on peut constater par exemple : l'hyperesthésie, la parakinésie,
l'hypoplasie, la paratrophie, la dysthermosie, la para-
grypnie, etc., etc.

En résumé, la femme est neurasthénique parce qu'elle
est chlorotique, nerveuse, et il y a hyp et paremphysie
héréditaires, parce que l'espèce humaine est dégénérée.
Il y a hyp et paremphysie parce qu'on vit mal, qu'on
se loge mal, qu'on mange mal ; parce qu'on se mor-
phinise, se nicotinise, se cannabise, se syphilise, s'al-
coolise, etc., etc. ; parce que les guerres moissonnent
les hommes robustes et ne laissent que les faibles.
Heureusement il y a un correctif à tous ces maux,

c'est qu'il reste en Allemagne une excellente population féminine, « qu'on ne doit pas juger, dit-il, d'après les « Parisiennes ou les femmes des romans de Dumas ou « de Zola », et parce qu'on a moins d'enfants et qu'on les soigne mieux. Nous ignorons si Arndt a des griefs contre les Parisiennes, mais la chose est bien probable, car il est sans pitié pour elles et les range toutes parmi les neurasthéniques, sans en vouloir excepter une seule. Mais il devrait au moins quelques égards à ses lecteurs et leur parler le langage habituel, au lieu de l'écorcher avec des mots qui donneraient à penser que les médecins de Molière ont passé à l'ennemi. Avec lui, une crampe est une dyskinésie; une névralgie est une dysesthésie; et la sueur qui couvre les joues de l'abbé qui guette la Esmeralda dans l'œuvre de Victor Hugo *(sic)* est un symptôme de l'ordre des dysekkrisies.

Il trouve la neurasthénie chez les jeunes filles, chez les femmes de tout âge, qu'elles habitent la ville ou la campagne — car les paysannes ne sont pas épargnées —il l'étudie chez les Romains, chez les Français, même chez les Allemands (!) Il la rencontre chez les vieillards et sait la reconnaître chez les nourrissons, car il s'étend à ce propos sur les précautions à prendre pour que la neurasthénie ne fasse pas des progrès trop rapides quand ils traversent la période de dentition.

Mais ne nous laissons pas trop égarer sur les bords de la Sprée. Rappelons en deux mots ce que nous avons dit il y a deux ans sur cette question si importante de la neurasthénie dans ses rapports avec la ménopause.

En somme, *qu'est-ce que la Neurasthénie?* Un de nos plus savants maîtres de la Faculté disait devant nous : « Les neurasthéniques, ce sont les clients ennuyeux ! » Nous ne pouvons souscrire à cette boutade et trouver ennuyeux ceux qui souffrent. Et certes, quoique leurs souffrances ne reposent pas, heureusement pour eux, sur un substratum anatomique, sur une lésion tangible et visible des tissus, les neurasthéniques sont bien les êtres les plus malheureux qui soient. Sans sommeil, sans repos, sans appétit ou tout au moins sans digestion facile, ils arrivent vite à un état de découragement tel qu'ils voient sombrer la plus belle des facultés : la volonté.

Prenons, parmi les définitions de cette maladie, la meilleure et la plus récente qui en ait été donnée, celle du docteur Mathieu : « C'est un état de faiblesse irritable du système nerveux indépendant d'une lésion, d'un trouble de la nutrition, d'une auto-intoxication dont on puisse dès maintenant indiquer la nature. Cette faiblesse irritable se traduit à l'observation clinique par un ensemble de symptômes que M. Charcot considère comme les stigmates de la neurasthénie ; c'est la céphalée, l'insomnie, la dépression cérébrale, l'asthénie neuro-musculaire, la rachialgie et la dyspepsie par atonie gastro-intestinale. Ces symptômes ainsi réunis caractérisent un état nerveux qui ne se peut confondre avec aucun autre complexus névropathique ».

Douleurs. — La douleur ici joue un rôle capital, car

la neurasthénie est une maladie essentiellement douloureuse. Le siège de la douleur est surtout la tête. Et
cettte céphalalgie a quelque chose de spécial. Le plus
souvent le malade a l'impression d'un casque très lourd
écrasant le crâne, d'une couronne de [fer] comprimant
les tempes. Depuis longtemps, sans songer à la neurasthénie, M. Charcot appelait, dans ses conversations cliniques intimes, du nom de *galeatus* tout malade présentant ce symptôme. Pauvre malade, ainsi casqué,
que cette calotte de plomb ne garantissait nullement
des coups des autres maladies ! Le propre de cette
douleur est qu'elle est parfois localisée en un point
spécial, intense, qu'elle se produit à des intervalles
irréguliers, le jour surtout, avec des paroxysmes hor-
ribles. A tel point que le médecin a cherché bien des
fois, comme explications, une tumeur cérébrale ou
même des maladies plus graves, comme l'urémie.

Parfois cette douleur se propage à l'occiput.

On dirait une bague immense enserrant les os fron-
taux et pariétaux et dont le chaton aigu s'enfoncerait
dans la nuque. En même temps l'hyperesthésie du cuir
chevelu est telle que les coiffures les plus légères ne
peuvent être supportées, que l'on ne peut toucher la
tête, que les femmes les plus élégantes ne peuvent plus
sentir le contact du peigne. Le professeur Grasset com-
pare et assimile même ce mal aux cheveux à celui
qu'on peut ressentir le lendemain d'un excès de boisson.

Nous supposons bien que nos lectrices ne pourront

apprécier la justesse de cette comparaison, qui est pourtant d'une rigoureuse exactitude.

Rachialgie. — Puis la douleur se continue le long de l'épine dorsale. Ici elle n'est pas toujours spontanée; mais si l'on touche une des apophyses épineuses de la colonne vertébrale (celle de la septième vertèbre cervicale notamment et celles des vertèbres sacrées), on provoque une douleur violente qui arrache un cri à la malade et la fait souvent tomber à la renverse. Et les gens du monde de partir, sur ce phénomène, pour se livrer aux plus noirs pronostics. Et l'on se croit atteint d'une maladie de la moelle épinière, ignorant que ce symptôme n'existe pas dans les vraies maladies de la moelle.

Inutile de continuer la longue série de toutes les douleurs, de toutes les névralgies analogues ; douleurs dentaires, avec déchaussement des dents (assez fréquent ici), douleurs intercostales simulant la pleurésie, douleurs d'estomac, faisant croire à des cancers du pylore, douleurs à l'hypogastre, faisant craindre des métrites, des salpingites, des reins flottants. Mais de toutes ces douleurs, la plus fréquente est, sans contredit, la rachialgie. Beard, l'inventeur de la neurasthénie, a écrit : «Si l'on examinait avec soin toutes les échines des dames de la cinquième avenue de New-York, on trouverait chez presque toutes de l'hyperstésie spinale et des douleurs de l'épine dorsale ». Notre expérience personnelle nous a prouvé que le faubourg à Paris ne le cède pas à la cinquième avenue de New-York.

Amyosthénie. Lassitude rapide. — Épuisée par la douleur, énervée, maussade, la malade arrive rapidement à un état de lassitude, d'anéantissement tel que le moindre effort, la moindre marche deviennent impossibles. Peut-être, comme nous y insisterons plus loin, sont-ce les fatigues en excès, les veilles prolongées et répétées qui ont amené ce résultat. Est-ce la goutte d'eau qui fait déborder le vase? Toujours est-il qu'il se produit un sentiment de courbature générale accompagné ou non de douleurs dans les membres, les mollets, les cuisses, dans les jointures. C'est ce qu'on observe dans l'influenza et dans d'autres maladies analogues qui ne sont que des auto-intoxications. C'est ce qui s'est observé dans de grandes catastrophes historiques où l'épuisement nerveux est arrivé à son comble. C'est l'histoire des soldats de la Grande Armée qui, dans la retraite de Russie, se laissaient tomber sur la neige, certains pourtant de succomber, soit aux morsures du froid, soit à la lance des cosaques. C'est ce qui s'est vu tout récemment à la suite de grandes commotions, collisions de trains de chemin de fer, tremblements de terre, explosions de dynamite.

Sans aller à ces extrêmes, nos malades restent affaissées, se condamnant au repos absolu. C'est le triomphe de la chaise longue.

Si nous poussons un peu au noir ce tableau, nous verrons la femme de plus en plus en proie aux troubles de l'intelligence, perdre une ou plusieurs portions de sa conscience, de son *moi*.

Une catégorie de troubles très fréquente est celle des *délires émotifs*. Nous ne ferons pas de ces troubles une description complète, qui nous entraînerait trop loin. Ces symptômes présentent d'ailleurs autant de degrés et de variétés que d'individus, et changent même parfois chez la même personne. Sans que ces désordres soient assez accentués pour qu'on ait l'idée de consulter un médecin, le moral est presque toujours affecté et offre de sensibles tendances à la lypémanie. Ce sont des irrégularités de caractère, des idées tristes, des craintes exagérées. La malade se sent dégoûtée de la vie, a des pensées de persécution ; elle devient irritable. D'autres fois, on constate des tendances à l'hypochondrie. Ces sujets se plaignent de douleurs de reins, d'épreintes dans les jambes, les cuisses, la colonne vertébrale ; la nuit, elles ne peuvent reposer, accusent des pesanteurs à la tête. Chez elles, la digestion se fait mal, elles ont des éructations, des borborygmes, elles éprouvent la sensation d'un poids à l'épigastre, ont des serrements à la gorge, des battements de cœur, des crispations nerveuses, des bouffées de chaleur, etc...

Grossesse nerveuse. — Nous en avons déjà parlé. Bien des femmes parvenues vers l'âge de quarante-cinq ans, voyant leurs menstrues se supprimer brusquement, ont cru de bonne foi à une grossesse tardive, le plus souvent redoutée, mais quelquefois impatiemment attendue depuis bon nombre d'années. Déjà la femme, sous l'empire de cet espoir qu'elle caresse, se penche en arrière, prend une démarche lente et traînante, se balance sur ses hanches. L'abdomen, soit par une accumulation de tissu adipeux, soit par l'effet du météorisme, a augmenté de volume. Les seins eux-mêmes grossissent et deviennent le siège de fourmillements. Les fausses digestions, les renvois, les envies de vomir, les bizarreries du goût qui accompagnent souvent la ménopause deviennent pour elle des preuves qui ne laissent plus aucun doute. On a vu des femmes préciser l'époque de leur délivrance, choisir un parrain et une marraine, préparer le berceau, la layette ; puis, trouvant que le retard s'accentue tous les jours, appeler un médecin qui, d'un mot, fait évanouir toutes ces espérances. Dans le monde on qualifie l'état de ces névrosées du terme poli de grossesse nerveuse. Et, chose bizarre, nous avons rencontré plusieurs mondaines dire avec une pointe d'orgueil : « Oui, j'ai eu deux grossesses nerveuses ! » Il n'y a pourtant pas de quoi se vanter beaucoup d'être une déséquilibrée...

Monomanie. — Mais parfois tous ces troubles sont plus accentués : l'obsession d'une idée, la crainte d'une chose deviennent impérieuses et prennent les proportions d'un véritable délire. C'est ce délire que les anciens auteurs appelaient monomanie, à la suite d'Esquirol qui, le premier, en a donné une magistrale description. Ce mot, qui a fait fortune, est délaissé aujourd'hui par les médecins ; mais, encore employé par les gens du monde, il peint bien l' « état d'âme » des malheureuses qui ne délirent que sur un point déterminé. Lucides pour toute autre chose, elles ont conscience de leur situation et assistent, impuissantes, à l'agrandissement de ce trou fait dans leur personnalité. Morel (de Rouen), qui a montré la relation de ce trouble avec l'hérédité, l'appelait « délire émotif ». Aujourd'hui, M. Magnan et son école en font un des stigmates psychiques des dégénérés héréditaires.

Le docteur Régis (de Bordeaux) les a décrits plus récemment sous le nom de neurasthénies psychiques. Ce sont l'agoraphobie (Platz-Schwindel, comme disent les Allemands), la claustrophobie, le délire du toucher, la folie du doute, l'arithmomanie, etc..., etc... La peur exagérée des voitures, la manie de répéter toujours le même mot ou le même nombre, le besoin impulsif et impérieux de prononcer de gros mots (coprolalie) qui, chose bizarre, se rencontre chez les femmes du meilleur monde, les mieux élevées et les plus pudibondes, rentrent dans le cadre de ces troubles, sur lesquels nous n'insisterons pas plus longtemps, et dont deux très intéressantes observations publiées à la fin de ce volume *(voir chapitre Observations)* nous tiendront lieu de description.

Il n'y a quelquefois, au fond de ces troubles, que l'exagération d'un sentiment bien féminin, la peur. Telle était cette dame que nous eûmes l'occasion de soigner, il y a deux ans, à Luxeuil, et dont la terreur devenait de l'angoisse aussitôt qu'à la table d'hôte on lui présentait une tranche de bœuf rôti ; la viande de mouton, au contraire, avait pour résultat de la rendre courageuse et gaie pour le reste de la journée. Cette malheureuse redoutait également la vue du vert, à tel point qu'elle refusait impitoyablement d'aller faire sa promenade accoutumée en forêt, si la voiture de louage qu'on lui amenait était capitonnée d'une étoffe de cette couleur ; une étoffe bleue, au contraire, lui inspirait confiance, et elle partait, dans ce dernier cas, pleine de confiance et de gaîté.

Érotomanie. — Mais puisque nous venons de parler de la coprolalie, nous ne saurions passer sous silence une névropathie assez commune à la ménopause, que la femme du monde laisse souvent héroïquement ignorer à son entourage et qui n'est connue que du médecin, vrai confesseur capable de garder fidèlement de tels secrets. Nous voulons parler de l'*érotisme*. Ces tendances érotiques signalées par Brierre de Boismont, Morel, Guéneau de Mussy, etc., peuvent être quelquefois provoquées par ces lésions vulvaires, prurit, érythème, eczéma, dont nous avons dit un mot plus haut. D'autres fois — et le plus souvent même — elles s'observent sans aucune altération des organes génitaux.

L'érotisme de la ménopause survient aussi bien chez les femmes mariées que chez les veuves, les célibataires, et même chez celles qui paraissaient le moins prédisposées aux excitations génésiques. Ces crises presque irrésistibles surprennent les femmes au milieu de leur famille et de leurs occupations habituelles ; elles peuvent être de très courte durée et se répéter plusieurs fois dans la journée. Elles peuvent persister pendant plusieurs heures. En général, elles sont plus fréquentes à l'époque où les règles se montraient d'habitude. Elles épuisent littéralement les malades et sont accompagnées de troubles névropathiques, de névralgies, d'hypochondrie (G. de Mussy.) Brierre de Boismont en a cité un très curieux exemple que nous résumons en quelques lignes : Une dame de la haute société, parvenue à l'âge de 45 ans, au moment de la ménopause, sans aucun trouble psychique antérieur, disparut brusquement de chez elle et fut retrouvée, la nuit, accostant les passants dans une rue fréquentée. Enfermée dans une maison de santé et examinée avec soin, à ses manières distinguées, son langage choisi, jamais on n'aurait pu soupçonner chez elle le moindre désordre intellectuel. Mais bientôt elle jeta le trouble dans l'établissement par de faux rapports, des médisances, et en inventant une foule de mensonges. Cette conduite était surtout marquée au moment du retour, d'ailleurs irrégulier, des règles. Dans les premiers temps, les promesses de la malade lui firent obtenir son élargissement, mais de nouveaux actes de cynisme ayant eu lieu, après la cessation du flux menstruel, contraignirent à la séquestrer de nouveau.

Il nous est arrivé plusieurs fois d'être consulté par des femmes qui, se trouvant à l'époque de l'âge critique ou même l'ayant dépassée, étaient tourmentées de désirs vénériens. Dans le nombre, il y en avait qui nous ont déclaré n'avoir jamais rien éprouvé de pareil dans leur jeunesse.

La passion peut devenir si violente qu'elle finit par

égarer la raison, et nous avons vu des malheureuses commettre des actes blâmables ou ridicules qu'elles n'auraient jamais accomplis étant plus jeunes.

Nous en connaissons qui avaient toujours vécu rangées et tranquilles dans leur ménage, attachées à leurs familles et à leurs devoirs conjugaux, et qui, sous l'influence du trouble provoqué par la pléthore nerveuse ménopausique, allaient briser tout d'un coup toutes les conditions de leur bonheur passé, pour suivre des jeunes gens de rien dont elles s'étaient énamourées. Ces femmes, nos pères les appelaient des incomprises ; dans un langage moins naïf ou plus brutal, on les nomme aujourd'hui des dépravées. Et trouvant ces deux termes inexacts, un de nos romanciers les plus à la mode les qualifie de « chercheuses ». Pour nous, médecins, ce ne sont que des malades.

Guéneau de Mussy a décrit sous le nom d'érotisme de la ménopause un désordre de l'instinct génésique qu'il a observé un certain nombre de fois à l'époque de l'âge de retour. Il nous rapporte huit observations de femmes qui, jusqu'à la ménopause, supportèrent le plus aisément du monde leur veuvage ou l'indifférence de leur mari, et qui alors éprouvèrent des désirs violents, insurmontables, aboutissant à des troubles physiques et psychiques fort graves. Il dit avoir vu souvent dans les hôpitaux, comme dans la clientèle privée, des femmes qui goûtaient un singulier plaisir à se faire sonder chaque jour pendant des semaines entières, ou encore d'autres malades qui simulaient une affection de matrice et venaient sans cesse consulter le médecin pour réclamer un examen au spéculum.

Depaul, Guéniot, Icard, parlent aussi des excitations génitales, des délires vénériens qui apparaissent ou augmentent d'intensité à la ménopause. « Il peut survenir alors, disent-ils, une véritable fureur utérine. » Il suffit, du reste, de visiter un asile d'aliénées pour y rencontrer nombre de femmes de quarante à cinquante ans, atteintes de délire sexuel.

Le délire génésique de la ménopause peut débuter brusquement ou progressivement. Dans ce dernier cas, il y a gradation successive dans l'intensité et le mode d'évolution. Du simple trouble fonctionnel, le sujet passe à l'illusion ; de celle-ci à l'hallucination confuse d'abord, puis devenant peu à peu nette, précise, distincte et s'imposant comme la réalité. Sous l'influence de cet état hallucinatoire, on voit des femmes accuser des hommes tout à fait étrangers à leur troubles de dresser des embûches à leur vertu et de leur procurer contre leur gré, par toutes sortes de maléfices, les jouissances de la nature.

Ces troubles génésiques, pour n'être pas toujours patents et ne pas constituer une vésanie franche qui nécessite l'admission d'urgence de la malade dans un asile, n'en représentent pas moins un état morbide caractérisé par des désordres intellectuels et des anomalies échappant au contrôle de la conscience et à la domination de la volonté. Ces malades souffrent en silence, et c'est à l'insu de tout le monde, après une longue lutte entre leur honnêteté et l'instinct qui les tourmente, qu'elles cèdent, la rougeur au front, à leur impulsion génésique.

Jalousie morbide. — La folie jalouse est plus fréquente qu'on ne croirait à l'époque de la ménopause. Ses causes sont multiples ; d'abord elle n'est souvent que la conséquence de la folie érotique sur laquelle nous venons d'insister. La femme ne trouve plus chez son mari, chez son amant, les mêmes ardeurs amoureuses, les mêmes prévenances, auxquelles elle avait été accoutumée auparavant, lorsque ses charmes n'avaient pas encore commencé à disparaître.

En second lieu, comme pour le délire émotif, comme pour le délire religieux, comme pour la mélancolie avec conscience, les facteurs les plus importants sont l'hérédité et les antécédents névropathiques. Le point intéressant est que le trouble est rarement isolé et qu'il s'accompagne de cette tendance au mensonge et à la calomnie si fréquente chez les hystériques. D'après Delasiauve, rien n'est moins rare, au moment de la ménopause, que de voir chez les femmes jalouses le mensonge s'unissant à la méchanceté et à la ruse, que les lâches médisances, les délations calomnieuses, les trames perfidement ourdies et l'invention de fables sataniques.

Le fait suivant que cite Morel en est une preuve évidente. « Il s'agit d'une femme de quarante-cinq ans, mère de dix enfants, qu'elle avait tous allaités et élevés et dont l'âge de retour fut signalé par les péripéties les plus tristes. Les premiers troubles de l'intelligence se montrèrent sous forme de soupçons concernant la fidélité de son mari. Elle semblait jouir de toute la plénitude de son esprit, mais colportait en tous lieux ses accusations insensées. Dans ses accès de fureur jalouse, elle a tenté plus d'une fois d'assassiner son époux. Elle prétend que c'est le contraire qui a eu lieu; et une nuit elle s'est rendue au poste de police pour demander assistance contre son mari qui voulait la tuer. Celui-ci n'a pas eu de peine à démentir ces accusations mensongères, et l'on a vite vu à quoi il fallait s'en tenir. Quoiqu'elle eût été pardonnée, elle refusa obstinément la vie commune, et devint en proie plus tard à des exacerbations érotiques. »

Délire religieux. — Au risque de froisser les sentiments religieux de nos lecteurs, l'observation des faits nous contraint, bien malgré nous, après avoir parlé de l'érotisme, à mentionner le délire religieux, qui en est presque toujours accompagné. Bien loin de nous la pensée d'accuser la religion en elle-même de l'apparition de ces phénomènes; ils ne détruisent pas plus le principe religieux que le *Tartufe* de Molière n'attaque la vraie religion.

A la ménopause, la femme se jette souvent dans une dévotion exagérée ; et nous ne l'en blâmerons pas, surtout si cette dévotion n'est pas trop contemplative, lui suscite un zèle ardent pour les malheureux, et la fait s'adonner à des occupations charitables. En somme, c'est l'exagération des sentiments affectifs de l'être féminin qui la porte à chercher dans une piété excessive la satisfaction d'un amour qu'elle ne trouve plus chez l'homme. Presque toujours ce délire est lié au délire érotique. Le diable intervient pour se livrer sur elle à des pratiques voluptueuses et lui faire goûter les plaisirs de la chair. Ce n'est pas constamment le diable ; c'est quelquefois Dieu lui-même qui se transforme en époux charnel. Et l'on voit de ces pauvres hallucinées se déclarer enceintes de leur commerce divin ou diabolique. Elles basent leurs déclarations sur l'absence des règles qui leur paraît toujours prématurée.

« Très souvent, dit M. Brouardel, le savant doyen de la Faculté de Médecine, entre quarante et cinquante ans, la femme, qui avait des sentiments religieux plus ou moins développés, est prise d'une exaltation religieuse extrême. Elle perd le sommeil, témoigne une loquacité excessive, a des hallucinations de la vue et de l'ouïe sous forme de spectacles et de concerts célestes. Généralement cet état mental, s'il est isolé, ne dure que quelques mois. »

Ce délire religieux prend une grande importance au point de vue médico-légal, car les malades sont poussées au suicide et parfois à l'homicide. On a vu des mères de famille qui, pour soustraire leurs enfants à la corruption du monde et leur procurer les joies éternelles du paradis, les ont immolés en holocauste. Beaucoup de femmes, pour échapper aux cris de la conscience qui leur reproche sans cesse les crimes les plus affreux, se livrent à la pénitence la plus rigoureuse, allant jusqu'à accomplir sur leur propre corps des mutilations épouvantables.

Mélancolies. — Les mélancolies, avec leurs formes diverses, sont les troubles les plus fréquents.

Chez tous les mélancoliques, il |y a un symptôme constant, c'est la tristesse, le désespoir. Il est plus ou moins accentué, revêt des aspects variés et est accompagné de tel ou tel autre phénomène qui donne au délire un cachet particulier et lui a fait donner un nom en médecine mentale.

Tantôt la mélancolique se rend compte de son état et analyse les sensations (mélancolie avec conscience): tantôt elle est dans une perpétuelle anxiété (mélancolie anxieuse), tantôt elle se lamente continuellement et pousse des cris de désespoir (les gémisseuses de Morel), tantôt les préoccupations de la malade se portent sur sa santé (mélancolie hypochondriaque), tantôt elle est sombre, abattue (mélancolie dépressive). Cette dernière forme peut aller jusqu'à l'extrême, la malade restant inerte, muette, refusant les aliments, et en apparence sans vie (mélancolie avec stupeur). Toutes ces variétés peuvent se rencontrer à la ménopause, mais avec des degrés de fréquence divers. C'est ainsi que la mélancolie avec stupeur, qui est très commune à la puberté, chez la nouvelle mariée, chez la puerpérale (après la manie, c'est la forme la plus observée dans les suites de couches); c'est ainsi que la stupeur — disons-nous — est très rare à la ménopause. Nous n'en avons pas rencontré un seul cas. La mélancolie ménopausique revêt de préférence les formes consciente, anxieuse et hypo-chondriaque.

Mélancolie avec conscience. — Les malades de cette catégorie, dit le regretté professeur Ball, ne se rencon-trent que rarement dans les asiles et dans les maisons de santé particulières, mais on les voit souvent dans le monde et dans la clientèle privée.

Chez les unes, la mélancolie, débute par un change-ment d'humeur, par une tristesse sans motif. C'est le dégoût de la vie, le (*fœdum vitæ*), le *spleen* ; chez d'autres, la première manifestation est une sorte d'indifférence générale, etc... Dans ces conditions, et parfois à un degré peu avancé de la maladie, la mélan-colique est portée vers le suicide, et il faut une surveil-lance des plus attentives pour la garantir de ses propres impulsions. Si dans la mélancolie avec conscience la malade comprend son délire, il lui est absolument im-possible de réagir contre lui, et lorsqu'elle devient ca-pable d'un effort dans ce sens, c'est qu'elle est déjà sur la voie de la guérison.

En effet, les idées qui la persécutent ne sont point absurdes par elles-mêmes, elles le deviennent par l'exa-gération de leur intensité.

Telle malade, par exemple, éprouve une crainte insensée de la mort ; elle est persuadée qu'elle va mourir ; telle autre craint la fin prochaine de ses enfants ; une troisième se croit ruinée, rien ne peut lui ôter cette idée. Mais, fait capital, il n'y a jamais d'hal-lucinations.

La mélancolie avec conscience apparaît le plus ordinairement à la suite d'un chagrin, d'une déception, de la perte ou de la diminution de la fortune, de l'infidélité constatée ou simplement soupçonnée du mari, surtout lorsque celui-ci se trouvant du même âge que sa compagne, ou seulement un peu plus âgé qu'elle, présente encore une vigueur génitale que celle-ci a perdue. La persistance des désirs sexuels et leur impériosité chez l'homme le font délaisser une femme devenue froide moralement, en même temps que l'atrophie progressive de ses organes génitaux la rendent impropre à l'amour. A ces causes morales s'ajoutent d'autres causes physiques. Outre la pléthore nerveuse, ou bien l'état d'anémie dans lequel des métrorrhagies abondantes mettent la femme à la ménopause, et que nous avons maintes fois signalés, il faut noter ici deux éléments importants.

D'abord, les antécédents névropathiques ou méconnus, ou mal soignés, ensuite et surtout l'arthritisme. L'un de nous (1) a prouvé que plus des trois quarts des cas de mélancolie avec conscience se produisaient chez la femme à l'époque de l'âge critique et chez des femmes présentant manifestement la diathèse arthritique.

Cette maladie a presque toujours un début brusque. Sa durée est relativement courte, durant de trois à quatre mois. Si elle se manifeste par accès, elle est

(1) Docteur Rouillard. « De la mélancolie avec conscience dans ses rapports avec l'arthritisme chez la femme. » *Annales médico-psychologiques*, 1890.

essentiellement curable, mais elle est aussi essentiellement sujette à rechutes. Ces accès se produisent parfois un peu avant la ménopause complète, alors que les règles commencent à devenir irrégulières. Ils sont, dans beaucoup de cas, la conséquence d'un trouble physique antérieur : érétomanie, cleptomanie, impulsions, terreurs morbides en général.

Lorsque les malades ont conscience de ces troubles, et que la bonne éducation qu'elles ont reçue leur inspire de l'horreur pour les actes immoraux ou criminels qu'une force invincible les pousse à commettre, le désespoir et l'énervement où les plongent cette lutte incessante entre le devoir et l'impulsion amènent rapidement l'accès de mélancolie avec conscience qui, pour un observateur non prévenu, paraît concomitant des impulsions, mais qui pour nous n'en est le plus souvent que la résultante logique.

C'est ici le triomphe du traitement moral. Soustraire la malade au milieu dans lequel s'est développé le délire, à la famille en larmes et à un mari débonnaire qui, par leurs plaintes continuelles, entretiennent ce délire ; la distraire, la faire voyager, lui faire suivre un traitement dans une station thermale, lequel combattra victorieusement l'arthritisme, suffisent généralement.

Mais le symptôme capital qui ne manque jamais ici, et qui est rare ailleurs, c'est l'absence de volonté, l'aboulie, qui est pour ainsi dire l'essence même de la maladie (Schule).

Le cas le plus complet d'aboulie mélancolique que

nous ayons pu observer tous les deux, en consultation, est celui d'une dame âgée de cinquante ans qui, à la suite de revers de fortune et d'abondantes métrorrhagies, avait été atteinte d'un accès de mélancolie simple. L'hérédité morbide était nulle, et les antécédents personnels sans intérêt.

Cette malade ne peut pas vouloir. Toutes les fois qu'elle a conçu un acte, elle essaye de l'exécuter, mais en vain : « C'est, dit-elle, comme si j'avais un poids à soulever »; elle y renonce alors, ou l'ajourne, et se donne des raisons puériles pour justifier son inaction. Hier, elle voulait écrire à sa fille. Elle a commencé par se fixer une heure pour commencer sa lettre, et s'est dit : « A deux heures cinq, j'écrirai » ; cette précision inutile n'avait d'autre but que de lui donner l'illusion de la volonté. A deux heures cinq, ç'a été le grand poids à soulever, et des raisons de n'en rien faire sont survenues : sa fille montrerait peut-être sa lettre ou verrait qu'elle est folle ; la prudence est de ne pas écrire. Elle se rend compte, elle convient elle-même que, tout à l'heure, quand nous serons partis, l'idée d'écrire lui viendra peut-être et que, très probablement, elle exécutera de nouveau la même comédie.

Il y a quelque temps, lorsqu'elle a commencé à se reprendre et à réfléchir, elle a pensé au suicide, comme à la seule solution rationnelle à ses maux ; elle a fait son testament, a prié, puis elle a sorti deux mouchoirs de cou qu'elle avait noués ensemble pour s'étrangler ; et, ces préparatifs terminés, elle s'est sentie incapable de pousser plus loin sa tentative ; alors elle a raisonné son action et ajourné son projet, sous prétexte qu'elle ne s'était pas confessée.

Une autre fois, elle a préparé, avec un soin minutieux, une autre tentative : elle a changé de linge pour être propre. Elle a dit plusieurs chapelets, elle a ramassé un morceau de verre pour s'ouvrir les veines, et, le soir, elle a voulu, comme la première fois, réaliser le projet dont elle voyait nettement le détail, mais, malgré la lucidité de sa raison, elle n'a pu l'exécuter davantage, et s'est donné pour prétexte que son mari la pleurerait trop.

Huit jours après, elle priait sa domestique de la tuer dans son sommeil et éprouvait naturellement un refus.

Faut-il croire à de la simulation, à la parodie semi-consciente d'un drame ? Le fait est possible, et nous en avons vu des exemples chez quelques hystériques. Mais tel n'est pas le cas de notre malade. Elle est sincère avec elle-même : qu'elle veuille se tuer ou écrire, le projet est toujours nettement conçu et considéré comme bon ; abstraitement elle veut bien ; ce qui ne s'accomplit pas en elle, c'est l'acte ; c'est la volonté active et motrice qui est atteinte.

Nous avons donc, dans la mélancolie avec conscience, une maladie de la volonté, au sens rigoureux du mot. La coordination des idées s'opère, mais la coordination des mouvements ne la suit pas.

Mélancolie hypochondriaque. — Après la mélancolie avec conscience, cette forme est la plus observée au moment de la ménopause. A l'inverse de la précédente, l'invasion de celle-ci est ordinairement lente et graduée; elle présente des signes précurseurs qui se caractérisent de plus en plus. La malade devient irritable; elle s'isole des personnes qui l'entourent; le travail lui devient pénible; elle ne prend plus aucun goût aux distractions, aux plaisirs qui l'attiraient jusqu'alors : elle devient inquiète, préoccupée, éprouve des craintes à propos de sa santé; elle interroge ses organes, consulte de nouveaux médecins. Puis, les symptômes apparaissent plus nettement, elle éprouve des craintes continuelles.

Son esprit, son attention sont toujours concentrés sur les mêmes idées et rien ne peut lui enlever la conviction qu'elle est atteinte d'une maladie grave, extraordinaire, et qu'aucune femme n'avait jamais eue avant elle. Elle ressent un nombre infini de sensations, partant presque toutes de l'appareil utéro-ovarien. Ces préoccupations hypochondriaques ont souvent pour point de départ des troubles de la sensibilité générale ou spéciale. Certaines malades prétendent qu'elles n'ont plus de bras, plus de jambes, que les intestins sont bouchés, qu'elles ne respirent plus, n'ont plus de cœur, plus d'estomac, plus de poumons. Elles lisent des livres de médecine, retiennent des expressions scientifiques qu'elles débitent au médecin, en faisant prendre aux organes des rapports qui feraient frémir un jury d'examen de doctorat. Elles prennent pour des symptômes maladifs des descriptions d'anatomie et de physiologie normales. Cependant, malgré toutes leurs

affirmations, les fonctions s'exécutent assez bien, sauf
que la digestion est paresseuse. Elles ont des gaz, des
borborygmes, du météorisme. Les palpitations de cœur
sont fréquentes. Ces malades sont sujettes à des illu-
sions et des hallucinations de tous les sens, mais qui se
rapportent invariablement à la nature même de leurs
conceptions délirantes Elles ont souvent des idées de
suicide, ou du moins en parlent volontiers, tandis que
les vraies mélancoliques cachent les leurs. Si elles
mettent leurs idées à exécution, c'est toujours devant
témoins; car, au fond, le souci de leur corps prime
tout, et elles ne font ces tentatives que pour attirer
l'attention sur elles et se faire plaindre. Dans le « nervosisme aux stations thermales » nous avons cité le cas
d'une femme n'ayant pas fait moins de cinq tentatives de
suicide toutes avortées. Elle allume un réchaud, mais
n'a pas la volonté nécessaire pour fermer hermétique-
ment la fenêtre; elle achète du poison (eau de Javel),
mais reste trois heures en contemplation devant la bou-
teille sans la boire; elle se dirige vers la Seine pour s'y
précipiter, mais s'asseoit sur plus de douze bancs avant
d'arriver au quai, jusqu'où elle n'est même pas parvenue. Ces malades sont bien la véritable personnification
de l'égoïsme.

Le peu de créance et de pitié que ces malheureuses
trouvent dans leur entourage, lorsqu'elles se livrent à
leurs doléances, qui jurent avec leur bonne mine, les
portent insensiblement aux idées de persécution. Chez
quelques unes, celles-ci dominent, mais mêlées à des

idées de nature triste. Elles se plaignent qu'on les suit dans la rue, qu'on les regarde de travers, qu'on les insulte, qu'on leur lance des odeurs méphitiques, qu'on les électrise, que le mari empoisonne les mets, ou donne des remèdes pour hâter la fin prochaine. Dans ces cas, la physionomie trahit les sombres préoccupations, les fonctions organiques s'accomplissent aussi moins bien ; c'est, en somme, un degré plus avancé.

On comprend que cette forme de folie hypochondriaque soit plus difficile à guérir. Mais sachons bien qu'elle a toujours un point de départ dans une lésion de l'appareil génital et qu'en attaquant l'affection utérine on arrive ou à guérir ou à amender considérablement les troubles intellectuels.

Les femmes coupables. — Quand nous disons femmes coupables, nous ne parlons pas du péché le plus excusable entre tous. Nous entendons les femmes qui, pour des faits plus ou moins graves, ont à répondre à la justice du pays et non à la justice maritale.

Si nous consultons la statistique pénitentiaire du Ministère de l'intérieur, où l'âge des condamnées est donné par périodes décennales, nous voyons que les femmes donnent : de seize à vingt ans, une proportion de 50 0/0 ; de vingt à trente, de 14 0/0 ; de cinquante à soixante, de 11 0/0. Mais celles qui nous intéressent, celles qui sont à l'âge de la ménopause, ou qui en ressentent les approches, fournissent : de trente à quarante ans, 26 0/0, et de quarante à cinquante ans, 23 0/0. Ces chiffres sont éloquents et probants. Sans vouloir plaider l'irresponsabilité en bloc et prétendre que toute femme, à l'âge critique, ait le droit de voler, tuer, incendier, nous espérons que l'on conviendra avec nous qu'il y a là une influence morbide indéniable.

Laissons de côté les crimes atroces, à sensation; voyons le plus simple, le plus pardonnable, le plus maladif, le plus commun, le plus parisien, « le vol à l'étalage ».

Le plus souvent il est commis sous l'impulsion de la kleptomanie, et par des femmes enceintes ou à l'âge critique. Le docteur Icard (*La femme pendant la période menstruelle*) en a fait une belle étude, à laquelle nous emprunterons quelques traits. « Il n'est pas rare, dit-il, d'apprendre qu'une grande dame vient d'être surprise dans un magasin en flagrant délit de vol. On fait force bruit autour de cette affaire, étant donnés les titres et qualités de la délinquante.

Celle-ci, traduite en justice, est le plus fréquemment l'objet d'une ordonnance de non-lieu, mais non toujours, et nous en connaissons qui ont dû expier un moment de délire par la perte de leur honneur et les peines de la réclusion.

C'est de préférence dans les grands magasins, . Les femmes se promènent dans ces magasins comme sur une place publique, avec liberté entière de tout voir et de tout toucher, sans contrôle apparent. Un art diabolique, inspiré par l'esprit mercantile du jour, a présidé à ces étalages luxueux, fascinants, où tout est disposé dans le but d'exciter les sens et d'éveiller le désir, l'instinct de l'appropriation.

« On comprend, disait Lasègue, qu'étant données ces incitations, les faibles succombent, et que leur défaillance soit, non pas excusée, mais motivée. »

On peut diviser en deux classes les voleuses à l'étalage : les premières agissent avec conscience de leur méfait, elles sont pleinement responsables et sont du ressort des tribunaux; les deuxièmes, celles qui, prises du vertige de la kleptomanie, cèdent à une impulsion. Leur acte n'est qu'un réflexe d'origine cérébrale, puisqu'il est né d'une idée instinctive involontaire; leur responsabilité est atténuée ou nulle, elles relèvent de la pathologie. Les premières sont très habiles et échappent souvent à la surveillance; les secondes sont maladroites et tombent toujours dans les mains de la police. Ce sont presque constamment des femmes appartenant à des familles honorables, d'une conduite exemplaire et d'un passé sans tâche.

Rassurez-vous, les grands magasins n'y perdent rien. Outre que ces petits larcins peuvent être comptés aux frais généraux et n'entament pas beaucoup les énormes bénéfices de ces maisons colossales, les actionnaires savent s'en faire de jolis profits. Quand une grande dame est surprise en flagrant délit, un inspecteur lui prend le bras et fort poliment la conduit dans un salon où on la fouille. Elle pleure, se lamente. On lui dit que si elle veut éviter la voiture cellulaire, elle n'a qu'à verser une somme de... pour les pauvres. Nous ne savons pas si les pauvres ont toujours profité de ce petit chantage.

Les objets convoités sont généralement sans valeur. C'est un menu objet de toilette. La femme pourrait l'acheter ; mais non, il faut qu'elle le vole, et encore si c'était pour s'en servir ! Le vol commis, presque toujours elle se débarrasse de l'objet ou va le cacher, semblable en tout cela à la pie voleuse, *la gazza ladra*, qui dérobe un objet brillant.

Interrogez ces malades, dit Legrand du Saulle, elles vous répondent toutes : « Je ne sais pas pourquoi, c'est incompréhensible, je ne manque de rien, je n'avais nul besoin d'un tel objet, j'avais l'argent pour le payer ». Ce sont elles que Letulle appelle les « voleuses honnêtes ».

Sur cinquante-six femmes que Legrand du Saulle a examinées au Dépôt, trente-cinq étaient en pleine période menstruelle au moment du larcin, et dix étaient arrivées à l'âge critique, plusieurs même débilitées gravement à la suite de pertes utérines abondantes.

Conclusion : Au lieu du commissaire de police, appelez plutôt le médecin.

La Ménopause artificielle. — Tous les médecins connaissent l'éloquent plaidoyer du docteur J. Chéron en faveur de la gynécologie conservatrice. Il lutte, depuis plusieurs années, par la parole et par la plume dans la presse médicale et dans les congrès pour le triomphe de cette cause.

Puissamment secondé par un jeune et brillant élève, le docteur Batuaud, nous ne doutons pas qu'il ne parvienne à enrayer cette épidémie d'ablations d'organes qui sévit depuis quelque temps dans la chirurgie.

Nous ne saurions mieux faire que lui laisser un moment la parole ; le lecteur ne pourra qu'y gagner. « La chirurgie générale, disait-il déjà en 1891 dans une de ses cliniques, s'est transformée depuis la découverte de l'antisepsie. Mais ce qui la rend à un si haut degré supérieure à la chirurgie ancienne, ce qui fait sa gloire, ce qui la rend digne de notre profonde admiration, ce n'est pas la découverte d'opérations nouvelles dont on aurait eu à peine l'audace de concevoir la possibilité il y a une vingtaine d'années. Ce qui est si admirable dans la chirurgie moderne, c'est qu'une fracture ouverte n'exige pour ainsi dire jamais l'amputation du membre fracturé, c'est qu'une plaie grande ou petite guérit sans complications, alors qu'autrefois les désordres les plus graves pouvaient survenir à la suite d'un léger traumatisme, obligeant le chirurgien à faire amputation sur amputation, heureux encore quand le sacrifice du membre primitivement atteint permettait de sauver la vie du patient. »

Ce qui fait la supériorité de la chirurgie moderne, en un mot, c'est qu'elle est devenue conservatrice de plus en plus, à mesure que la science a progressé.

Malheureusement, si la chirurgie est conservatrice en tant que chirurgie générale, la chirurgie du ventre et surtout la chirurgie féminine, enhardies par de beaux succès, n'ont plus connu de limites à leurs interventions sanglantes.

« Ce n'est pas sans quelque tristesse, dit le docteur Batuaud, que nous avons vu, depuis plusieurs années, les chirurgiens français se mettre à la remorque des chirurgiens étrangers pour tout ce qui a trait au traitement des maladies des femmes. Les opérations meurtrières sont celles qui ont eu le plus grand succès; que leur utilité fût bien démontrée, peu importait, il s'agissait avant tout de mériter l'épithète de chirurgien hardi.

« Si l'on disait d'un des opérateurs de la nouvelle école qu'il se donnait la peine de faire des diagnostics précis, qu'il discutait longuement les indications opératoires et ne prenait la résolution d'une intervention pouvant être mortelle qu'après avoir essayé toutes les méthodes exemptes de danger, il était vexé de ce qu'on voulût lui faire une réputation de chirurgien « vieux jeu »; l'on était sûr au contraire de lui faire le plus grand plaisir en l'appelant : notre jeune et hardi laparotomiste. Aussi, que de femmes ont été privées de leurs ovaires, de leurs trompes, de tout ou partie de l'utérus ! — « Elles ne mouraient pas toutes, mais toutes étaient castrées. » —

Si le docteur Batuaud parle au passé, c'est qu'il espère que tout cela va finir; et déjà la réaction commence à se faire de divers côtés contre cet abus de l'aparotomies et d'hysterectomies.

Nous, strictement médecin, et par conséquent réso-

lument conservateur des organes essentiels, nous crions
« Bravo ! » à ce plaidoyer d'un gynécologiste dont le
mérite est d'autant plus grand qu'il est jeune.

Ce ne sera pas dans un but uniquement patriotique,
mais nous applaudirons la Russie en lisant ces phrases
d'un gynécologiste russe, M. Grammatikati, qui nous
dit :

« Après l'ablation des ovaires, on observe de graves
désordres menstruels, les signes d'un climatérium pré-
maturé, des troubles circulatoires, vaso-moteurs et
même des *troubles psychiques* chez les femmes opérées.

« Après l'extirpation de l'utérus, les malades sont
tourmentées par des attaques de dysménorrhée graves,
qui peuvent aussi produire des accidents psychiques.
On doit donc sympathiser aux empressements de la gynécologie, qui tend à restreindre le domaine des opérations en développant les méthodes de traitement con-
servatif. »

Nous-même disions, dans notre précédent volume :
« L'opération a parfaitement réussi. — Soit ! — Mais
est-ce tout ? Hélas ! non, bien souvent. Le rôle du chirurgien est fini, mais celui du médecin continue. On a
enlevé les ovaires ; on a enlevé tout ou partie de l'utérus, mais on n'a pas enlevé le système nerveux. Et la
neurasthénie continue impitoyable, faisant damner
l'entourage de la malade et le médecin qui n'a plus
dans l'arsenal pharmaceutique d'armes suffisantes. On
a supprimé des organes sexuels importants, mais on
laisse la malade dans le même état nerveux ; bien plus,

on exaspère celui-ci ; on a privé seulement la société d'une mère de famille de plus.

Ces grandes interventions chirurgicales ne devraient être employées que lorsque la maladie locale met en danger les jours de la patiente. Pour les affections habituelles de l'utérus et de ses annexes, les petites 'opérations, les pansements, les médicaments antispasmodiques, le traitement thermal, sont des moyens plus lents, mais sûrs et efficaces. »

Et nous n'avions en vue dans ce travail que les conséquences fâcheuses pour l'appareil nerveux (encore ne s'agissait-il que de la neurasthénie) des grandes opérations gynécologiques pratiquées en dehors de toute nécessité urgente. Nous verrons bientôt, hélas! que toutes les fonctions de l'économie sont susceptibles de payer un large tribut à cette véritable rage opératoire, qui semble avoir échappé à l'immortel génie de Pasteur!

La ménopause artificielle que l'on essaye de produire au moyen de l'opération, loin d'entraîner toujours la cessation des troubles utérins, les douleurs, les aggrave au contraire dans un grand nombre de cas.

Voici — résumés en dehors des phénomènes nerveux sur lesquels nous allons revenir tout à l'heure — les principaux symptômes morbides (nous ne parlons pour l'instant que des plus bénins) que l'on observe trop souvent à la suite de la ménopause provoquée :

1° La perte des sensations sexuelles. Ici, pas d'erreur possible. Le fait nous a été confirmé, à Luxeuil, par trois dames, jeunes toutes les trois, auxquelles la matrice et les ovaires avaient été enlevés.

2° Un embonpoint exagéré, disgracieux et gênant.

3° Des modifications survenues dans la voix.

En ce qui concerne les deux premiers changements d'état, qu'il nous a d'ailleurs été donné à nous-même d'apprécier dans plusieurs circonstances, nous nous contenterons de citer les trois observations suivantes, que nous fournit la thèse du docteur Louis Ormières (Paris 1880. Sur la menstruation après l'ovariotomie et l'hystérectomie).

OBS. XIX (Table d'Hégar) Krassowsky. Mme A..., 22 ans. ... Revue dix ans après l'opération. La menstruation n'a plus reparu. *Elle est très grasse*, et la santé est bonne (*Dégoût pour le coït, contrairement à ce qui existait avant l'opération.*

OBS. XX (Table d'Hégar) Krassowsky. Mme J. S..., 22 ans. ... Plus de règles. *Elle devint très grasse.* Elle se maria, puis se sépara de son mari *à cause de leur répulsion mutuelle pour le coït.*

OBS. XXI (Table d'Hégar) Krassowsky. Femme âgée de 49 ans. ... Revue environ deux ans après l'opération. Menstruation disparue, très grasse.

Mais avant d'entrer dans le détail des désordres les plus sérieux — désordres nerveux et mentaux — consécutifs à la ménopause artificielle, nous tenons à présenter à nos lecteurs une observation qui tient d'autant plus au cœur de l'un de nous que la malade dont il s'agit, et à laquelle il avait toujours témoigné le plus réel intérêt, était sa cliente, pendant qu'il exerçait la médecine à Paris.

C'etait une jeune femme âgée de 20 ans, idéalement jolie, intelligente, bonne, enfin parée d'une grâce, d'un charme véritablement exceptionnels. Mariée à 16 ans, puis mère d'un ravissant bébé, elle avait vu — dans un intervalle de quelques mois — mourir son enfant, son père et enfin son mari.

Épuisée par tous ces coups répétés, obligée de vivre avec sa mère et de se contenter, l'une et l'autre, de ressources plus que modestes, alors qu'un bien-être relatif les avait entourées jadis, la jeune veuve avait dû, peu après la disparition prématurée de tous les siens, accepter un emploi dans un grand magasin de confections. Au bout de quelques semaines d'un travail de bête de somme, des douleurs étaient survenues dans le bas-ventre, les reins, le haut des cuisses, avec une menstruation des plus irrégulières, entrecoupée de flux leucorrhéiques abondants. D'une faiblesse extrême, elle se plaignait souvent de douleurs gastralgiques, de névralgies faciales, et sa bonne humeur d'antan avait fait place aux plus tristes pensées. Soignée durant une année, sans beaucoup de succès, et ne sachant plus à quel saint se vouer, elle résolut de faire un suprême appel à la chirurgie, et consulta plusieurs praticiens célèbres.

L'un, se rendant bien compte qu'il s'agissait dans le cas présent d'un état général déplorable bien plus que d'une lésion grave de l'utérus ou de ses annexes, lui conseilla simplement une expectation sagement armée, tandis qu'un second proposa une ovariotomie double, hélas! bien inutile, et qu'enfin le troisième conclut dans le sens d'une hystérectomie vaginale. Ce fut ce dernier, chirurgien des plus honorablement connus et aussi des plus habiles, qui l'emporta. Assisté de plusieurs de ses confrères, parmi lesquels le médecin de la malade — et de celui-là le remords persiste encore aujourd'hui de n'avoir pas su, avec plus d'énergie, s'opposer à une intervention aussi cruelle qu'inopportune — il pratiqua l'opération en question, et il la pratiqua, il faut bien le reconnaître, le mieux du monde, au point de vue de l'opération.

L'œuvre achevée, tout alla bien pendant quelque temps; tout alla d'autant mieux qu'à cette époque, la jeune femme, richement remariée, était environnée de tout le confort et de tous les soins précieux que donnent la richesse et l'affectueux dévouement d'un bon mari.

Malheureusement, ce qui avait été prévu, promis, ne se réalisa jamais. Chaque mois, de véritables règles, d'abord rosées, puis limpides comme de l'eau, puis enfin muco-purulentes et fétides, reparaissaient, faisant souffrir horriblement la malade et la plongeant, par leur cruelle persistance, dans un état nerveux des plus inquiétants, qui ne l'a pas du reste encore quittée, et il y a de cela plus de quatre ans!

A l'heure actuelle, toutefois, une notable amélioration s'est produite, grâce à une existence confortable et à des soins minutieux d'hygiène. Les pertes mensuelles, les vives souffrances, les crampes d'estomac, les bouffées de chaleur au visage, la mélancolie, et parfois un véritable désespoir avec idées passagères de suicide, torturent encore la malade, mais à un degré bien moindre ; et une saison, passée l'an dernier à Luxeuil, a puissamment contribué à fortifier ces heureux résultats. Il n'en est pas moins vrai que la malheureuse est vouée désormais, encore pour un temps plus ou moins long, à une existence de désolation, sous plus d'un rapport, que ne sauraient compenser ni l'affection des siens, ni les dons de la fortune. Mais, encore une fois, une amélioration est survenue depuis quelques mois, tellement manifeste qu'on peut être autorisé à espérer que, dans un avenir encore incertain, cette malade si jolie, si affable, si intéressante toujours, aura récupéré — peut-être d'une façon complète — sa belle santé et sa gaîté d'autrefois.

En dehors des désordres relativement bénins que nous venons de signaler, il en est d'autres qui se montrent trop fréquemment, à la suite de la castration féminine, et qu'il est de notre devoir de signaler ; nous voulons parler de l'état mental des opérées.

La gynécologie opératoire est très en honneur chez les Américains. Or, d'une enquête à laquelle le docteur Baldy s'est livré, il résulte qu'un huitième des femmes aliénées soignées dans les asiles de la Pensylvanie avait subi antérieurement la laparotomie. D'après lui, des désordres mentaux graves se produisent souvent à la suite d'opérations sur l'appareil sexuel chez des sujets dans la famille desquels on ne trouve aucun cas héréditaire de folie.

Hegar, Werth, etc., sont du même avis, et Glaewecke a constaté onze fois sur trente-trois opérées d'ovariotomie ou d'hystérectomie, la mélancolie à forme grave. Ces femmes manquaient d'entrain, de confiance en elles; elles vivaient d'une vie purement végétative et pleuraient sans motif. Parmi les cas qu'il a observés, trois ont été incurables.

Une femme, entre autres, opérée récemment en France, nous a fourni un exemple remarquable.

Normale après l'opération, et heureuse de voir la santé revenue, au bout de trois à quatre mois, en octobre dernier, elle devient irritable, capricieuse, il y a de l'affaiblissement intellectuel, des insomnies, de l'inappétence. Vers la fin de novembre, elle se plaint des troubles suivants : une sensation de tension se produit spontanément vers l'abdomen et le bassin, remonte rapidement vers la tête en s'accompagnant d'oppression passagère et d'angoisse. Elle ressent comme un « bouillonnement » au tronc et au visage qui devient rouge; puis elle transpire si abondamment que sa chemise est à tordre ; enfin elle reste accablée, exténuée. Ces phénomènes reviennent à toute heure du jour et de la nuit et lui donnent parfois, dans la rue, la démarche d'une personne ivre. Elle a des vertiges diurnes et nocturnes, et croit parfois sentir osciller son lit. Elle ressent dans la tête une espèce de martèlement très pénible, il lui semble que son crâne va éclater… Elle ne peut penser, ni écrire, ni compter, la mémoire s'en va. Elle tombe dans un état de prostration mélancolique, et se croit atteinte d'une affection cérébrale incurable, l'*aphymoisie*, maladie de l'atlas et de l'axis.

Après trois mois de traitement, elle est un peu améliorée, mais bien loin encore de la guérison ! Nous pouvons donc, parodiant le mot célèbre de M. Thiers « La République sera conservatrice, ou elle ne sera pas ! », nous écrier à notre tour, en toute conscience : La chirurgie sera conservatrice, ou elle ne sera pas.

La gynécologie de l'avenir, c'est la gynécologie conservatrice.

Épilepsie. — L'épilepsie] vraie, déterminée par la ménopause, est un fait des plus rares qui cependant est bien réel, si l'on en croit les observations de Moreau, de Beau, de Cazauvieilh.

Moreau assure que la cessation du flux menstruel a été la seule cause de l'épilepsie chez neuf femmes sur cinq cent vingt-neuf épileptiques. Tilt a cité des cas semblables.

En ce qui concerne l'épilepsie ancienne, l'âge de retour exerce une influence favorable, quoique moins nette que pour l'hystérie. Si l'épilepsie s'aggrave parfois après la cessation des règles, cette aggravation n'est que momentanée, et le pronostic ne tarde pas à redevenir favorable, car la maladie en éprouve une rémission assez rapide et souvent complète.

La *chorée* est beaucoup plus rare que l'épilepsie et

nous ne possédons guère d'observations nous montrant
ces rapports réciproques entre la ménopause et cette
affection.

Paraplégie. — On n'assiste pour ainsi dire jamais à
l'éclosion des phénomènes paraplégiques au moment
de la ménopause. Brierre de Boismont signale le fait
comme possible. Il s'agit, d'ailleurs, dans les cas qui
ont été cités par Tilt, bien plutôt d'une parésie des
membres inférieurs que d'une paraplégie complète. Il
peut néanmoins y avoir des troubles de la sensibilité et
des difficultés de la miction. Barié a groupé les paraplégies observées à la période critique de la façon suivante :

1° *Paraplégies par troubles de la circulation (pléthore-
hémorrhagie) :*

1 paraplégie congestive.
2 paraplégies ischémiques.

2° *Paraplégies par troubles de l'innervation :*

3 paraplégies d'origine périphérique.
4 paraplégies hystériques.

Aliénation mentale. — Nous ne décrirons pas ici
— car ce serait sortir de notre cadre — les affections
mentales qui sont de la folie pure. *Excitation perma-
nente* (manie), *stupeur, délire des persécutions, paralysie
générale progressive*, etc., ceci est du domaine de la médecine mentale. On n'envoie généralement pas les aliénés aux stations thermales ; et, pour notre part, il ne

nous a jamais été donné d'observer des cas de cette nature à Luxeuil.

Mais si le lecteur a eu la patience de nous suivre
jusqu'au bout, il a pu se convaincre d'un fait important ;
c'est que les états que nous avons décrits n'arrivent à
acquérir un certain degré de gravité que parce qu'ils ont
été méconnus au début ou n'ont pas été l'objet de soins
préventifs. On comprend dès lors toute l'importance
d'un diagnostic et d'un traitement institués de bonne
heure.

IV

Influence de la Ménopause sur les maladies préexistantes.
Ménopause et diathèses.

Tumeurs fibreuses. — Les tumeurs fibreuses utérines frappent les femmes surtout dans la période moyenne de leur existence.

Sur 34 autopsies, Braun a observé 14 fois des tumeurs fibreuses chez des sujets de quarante à cinquante ans.

West, de son côté, a recueilli 96 observations de tumeurs fibreuses se répartissant ainsi qu'il suit :

44 tumeurs fibreuses chez des femmes de 30 à 40 ans.
47   —   —   40 à 50 —
15   —   —   50 à 60 —
1   —   —   à 70 —
26   —   —   20 à 30 —

On sait que les fibrômes qui se sont développés avant la ménopause peuvent contribuer à prolonger les règles et sont susceptibles de provoquer des hémorrhagies. Dans la suite, tout, en général, rentre dans l'ordre ; la tumeur diminue de volume et subit la dégénérescence calcaire. De là ces « calculs » de la matrice dont il est question dans Ambroise Paré.

En principe, la ménopause est considérée comme une circonstance favorable à l'atténuation des fibrômes, mais il n'en va pas toujours ainsi, et on les voit — dans le cas contraire — déchaîner toute sorte de troubles plus ou moins graves.

Mais, encore une fois, l'opinion la plus commune est que, d'une façon générale, avec la ménopause, les tumeurs fibreuses participent aux phénomènes d'involution qui se passent dans l'utérus, et bénéficient de ce travail en ce qu'elles diminuent de volume, se résorbent plus ou moins incomplètement et restent dès lors silencieuses. Cela est vrai dans beaucoup de cas, et c'est précisément dans le but d'agir sur l'utérus et d'amener un travail d'involution anticipée qu'on a proposé le traitement chirurgical de ces tumeurs. Il faut bien le dire, les résultats qu'on en attendait au point de vue des phénomènes de régression qu'on était en droit d'en espérer n'ont jamais été ni très complets ni surtout constants. Il n'est pas exact, d'autre part, qu'au moment de la ménopause les tumeurs fibreuses utérines n'augmentent plus jamais de volume et commencent toujours à voir, à cette période, diminuer leurs dimensions.

Sur 109 cas de fibro-myômes chez des femmes âgées de plus de quarante-cinq ans, relevés par Muller, il y a eu régression évidente chez un certain nombre d'entre elles. Mais, dans 9 cas, il y a eu, au contraire, accroissement de la tumeur, et, dans 12, les premiers symptômes du phénomène morbide sont apparus à la cessation des règles. Dans 10 cas où les tumeurs s'étaient développées tardivement, l'augmentation de celles-ci continua, bien que les hémorrhagies eussent cessé complètement. La ménopause n'exerce donc pas toujours une action favorable sur ces tumeurs. D'après quelques auteurs, la régression dont il vient d'être question ne se produirait pas dans les années qui suivent immédiatement la ménopause, mais seulement plus tard.

Cancer utérin. — Le cancer de l'utérus et le cancer du sein sont au nombre des affections qui atteignent le plus fréquemment les organes reproducteurs à l'époque de la ménopause. C'est à ce moment qu'on les observe de préférence, et il semble que l'âge critique exerce une influence décisive sur l'apparition et la progression des néoplasmes cancéreux.

Galien avait déjà fait cette remarque.

Kisch, ayant réuni les observations de Boivin, Chiari, Lebert, Sæxinger, Scanzoni, etc., donne les chiffres suivants qui indiquent la fréquence relative du cancer de l'utérus aux diverses périodes de la vie.

Au-dessous de 20 ans.	12 cas
De 20 à 30 ans.	193 —
De 30 à 40 ans.	519 —
De 40 à 50 ans.	959 —
De 50 à 60 ans.	481 —
De 60 à 70 ans.	279 —
Au-dessus de 70 ans.	210 —

Cette table montre nettement que le cancer envahit surtout la matrice entre quarante et cinquante ans. Et on peut dire, en somme, que la ménopause est aussi fatale pour sa production que pour sa rapide évolution. Walshe a établi la statistique suivante :

Sur 1,200 cas :

>321 ont atteint l'homme.
>879   —   la femme.

Parmi ces derniers, 50 seulement s'étaient développés avant 30 ans.

Quant aux *déviations* et *flexions* utérines, elles cessent ordinairement de causer des troubles lorsque la ménopause est arrivée.

On a signalé enfin des affections rares de l'utérus, provoquées par l'âge de retour, telles que : l'*hématométrie* et l'*hydrométrie* (hydropisie).

Des *hémorrhagies du vagin* ont été citées chez des femmes qui avaient passé la ménopause ; et on a reproduit des observations, non pas tant au point de vue spécial du diagnostic et du traitement que dans le but d'éveiller l'attention sur une forme presque exceptionnelle d'hémorrhagie génitale chez des sujets parvenus à un certain âge.

Dans un cas d'ulcération de la vulve, ayant atteint la partie supérieure du vagin, une hémorrhagie de cette nature survint, mais céda rapidement à l'emploi de la curette et du cautère actuel.

L'intérêt se porta sur la nature de la maladie et sur la difficulté qu'on peut éprouver à faire un diagnostic différentiel, entre une telle lésion et celle qui serait due à la syphilis tertiaire.

Les causes d'hémorrhagies des autres cas publiés par Handfield Jones étaient une endométrite sénile — des ulcérations vaginales, résultant de la pression exercée par des pessaires — et une suppuration pelvienne qui s'était fait jour à travers le canal cervical. Boxall a rapporté un cas dans lequel la mort étant survenue à la suite d'une hémorrhagie un an après la ménopause, on constata la présence, à l'autopsie, d'un petit hémato-salpynx.

Affections des ovaires et des trompes. — Sur 37 observations de tumeurs solides de l'ovaire, Ziembicki a noté cinq cas de 40 à 50 ans et trois cas de 51 à 67 ans.

Ici la ménopause semble ne produire aucun effet quelconque, et la maladie suit son cours ordinaire. Quant aux « kystes de l'ovaire », ils continuent plutôt à s'accroître. Sur 1205 décès causés par ceux-ci, on en compte 362 survenus de 40 à 50 ans. D'après Spencer Wells, la ménopause n'augmenterait pas les chances de mort, pour les kystes de l'ovaire. Mais le pronostic, d'après Kœberlé, serait loin d'être aussi favorable.

Barié a résumé ainsi toutes ces statistiques :

De 15 à 30 ans.	Mortalité 28,88 0/0.
De 30 à 40 —	— 25,82 —
De 40 à 50 —	— 35,29 —
De 50 à 60 —	— 60 —

Affections des mamelles. — Les glandes mammaires constituant, en quelque sorte, une annexe des organes génitaux, on comprendra aisément que la ménopause retentisse sur elles et détermine de ce côté des troubles variés. Pourtant les affections du sein à cette époque ne sont pas encore très communes. Le plus souvent, tout se borne à des troubles légers, parfois bizarres. Les femmes, arrivées à cette période de leur existence, éprouvent de la gêne, de l'engourdissement, dans quelques cas un gonflement douloureux du sein. Plus rarement le mamelon donne issue à une sécrétion passagère d'un liquide épais, comme gélatineux. A plusieurs reprises, on a signalé des hémorrhagies survenant périodiquement et durant un ou plusieurs jours. Ambroise Paré connaissait ce fait qui a été observé de nos jours par Cazenave et par Puech.

Tilt rapporte un cas dans lequel une sécrétion de sérosité rouge se faisait toutes les trois semaines par le mamelon ; et Semple avait connu une femme qui fut, pour ainsi dire, réglée par les mamelles après la ménopause, cinq années durant.

Jusqu'ici il s'agit seulement de troubles fonctionnels qui n'ont aucune conséquence sérieuse et finissent par disparaître au bout d'un certain temps.

Mais on a agité la question de savoir si la ménopause ne prédisposait pas au développement de certaines tumeurs du sein.

Ces tumeurs, dont l' « adénome » représente le type le plus habituel, se rencontrent surtout chez les femmes qui ont été mal réglées. Il paraît démontré aujourd'hui que l'âge de retour n'en provoque pas le développement, mais qu'il agit peut-être en donnant à celui-ci une impulsion plus rapide.

Par contre, il est des cas où cette période traduit au contraire son influence par une diminution manifeste du volume de la tumeur.

Après la cessation des règles, on a vu se former des « lipômes fibreux ». Labarraque a consigné dans sa thèse l'histoire d'une hypertrophie de la glande mammaire survenue à quarante-huit ans. D'un autre côté, les statistiques démontrent, à n'en pas douter, que l'époque critique influe notablement, sur le développement du « cancer » du sein. Les recherches de Lebert, Velpeau, Scanzoni, Labbé et Coyne prouvent que sa plus grande fréquence se rencontre entre quarante et cinquante ans. On a donné de ce fait l'explication théorique que voici : les nombreuses anomalies de la menstruation qui se montrent à la ménopause par suite d'un processus désigné sous le nom d' « antagonisme nutritif » donnent lieu à des congestions du côté du sein, congestions qui suscitent, en même temps que se produit l'atrophie de la glande mammaire, une augmentation anormale de cellules désorganisées qui arrivent à former un foyer de néoplasmes.

Telle est du moins une explication reproduite par Kisch.

Maladies générales. — Les *troubles dyspeptiques*

sont très fréquents à l'âge critique. Nous n'insisterons pas sur la nature des accidents, qui sont très variés ; il suffit d'en connaître l'origine.

L' « anorexie », les « bizarreries de l'appétit, sont de règle. On peut constater des « hématémèses », de la « diarrhée », des « vomissements ». Portal a signalé un cas d' « anasarque » à la suite d'une diarrhée régulière. Très souvent il se produit de la « congestion du foie ». Cet organe est augmenté de volume ; les malades sont en proie à un état bilieux et souffrent souvent d' « hémorrhoïdes. »

La « lithiase biliaire » est très fréquente à la ménopause. Durand-Fardel a noté la fréquence de cette maladie aux différents âges :

<pre>
Au-dessous de 20 ans. 1 cas.
De 20 à 30 ans. s . .   25 cas.
De 30 à 40 ans . . . . 40 cas.
De 40 à 50 ans . . . . 28 cas.
De 50 à 60 ans . . . . 32 cas.
De 60 à 70 ans. . . .   12 cas.
De 70 à 80 ans. . . .   4 cas.
</pre>

Modifications de la peau. — La peau peut subir des altérations de diverse nature, soit au moment des règles, soit à celui de la ménopause. Ces altérations, étudiées par Ernst Bœrner, peuvent se diviser en deux catégories. Dans la première, on observe des *douleurs névralgiques* accompagnées de *tuméfactions circonscrites* de la peau. Dans la seconde, il n'y a pas de douleurs névralgiques, il n'y a que du gonflement de la peau. Cette seconde forme s'observe plus rarement, mais elle est plus grave. Dans quelques cas, il y a une tuméfaction générale de toute la peau du corps.

Une fille de quinze ans, observée par Bœrner, voit son nez se gonfler pendant une heure, matin et soir, durant la huitaine qui précède les règles. Ce gonflement cesse trois jours après l'apparition du sang. Chez une autre jeune fille, ce sont le front, les tempes et les joues qui se gonflent au moment des époques. Des phénomènes analogues ont été constatés au moment de la ménopause. Presque toutes les femmes qui offrent cette disposition ont des antécédents nerveux. Dans quelques-uns de ces cas, en même temps que la peau se tuméfie, elle rougit et devient chaude, indice de troubles vaso-moteurs dans ces régions. Le gonflement, quand il existe seul, est plus difficile à expliquer : S'agit-il d'un trouble neuro-musculaire retentissant principalement sur les capillaires d'un territoire, toujours le même et donnant lieu à une sorte de transsudation ou de tuméfaction œdémateuse ?

Maladies cutanées. — L'âge critique prédispose aux affections cutanées ou peut exagérer celles qui existaient préalablement. Il est certain qu'à cette époque on trouve déjà de nombreux symptômes, ayant leur siège dans le tégument externe.

Les sueurs profuses, les bouffées de chaleur, les congestions passagères traduisent cette tendance.

De même qu'à la puberté, il peut survenir des lésions cutanées, alors cependant que les femmes n'ont pas eu d'éruptions tant qu'elles ont été bien réglées.

C'est ainsi qu'Alibert vit des maladies de peau apparaître deux fois seulement; à la puberté et à la ménopause, chez un même sujet.

Certaines manifestations sont d'ailleurs plus fréquentes que d'autres : Le *prurigo*, l'*eczéma* sont dans ce cas. Devergie signalait comme particulièrement communs les eczémas des oreilles, du cuir chevelu, du bout des seins, l'intertrigo du sein, des aines et des cuisses.

Tandis que l'*acné sébacée* s'observe souvent à la puberté, c'est l'*acné rosacée* (couperose) qu'on voit le plus fréquemment chez les femmes de 40 à 50 ans.

L'*urticaire* se rencontre quelquefois, tantôt à l'état aigu, tantôt à l'état chronique.

Le *prurit* des organes génitaux externes n'est pas rare à la ménopause. Il peut être associé à l'eczéma, mais il dépend ordinairement de la congestion dont les organes génitaux sont le siège.

Dans tous les cas, on ne devra pas négliger, suivant le conseil de Trousseau, d'examiner l'urine des femmes qui se plaignent de démangeaisons à la vulve, lorsqu'elles sont arrivées à l'âge critique.

L'*érysipèle*, quoique n'appartenant pas, à proprement parler, à la catégorie des affections cutanées, doit cependant être signalé comme pouvant se manifester au moment de l'âge de retour.

Il affecte cette particularité de se répéter plusieurs fois pendant une série d'années. Béhier a rapporté le fait d'une femme dont les règles étaient remplacées périodiquement par des érysipèles de la face accompagnés de phénomènes assez graves.

Le *cancer* de la peau est noté par Alibert comme survenant spécialement chez les femmes qui cessent d'être réglées.

Enfin des auteurs ont cité des cas plus rares consistant dans l'apparition d'*éruptions croûteuses*, de *furoncles*, d'*érythèmes noueux*, lesquels se développeraient plutôt à la suite d'un brusque arrêt de la menstruation.

Parmi les maladies de la peau, on peut encore ranger l'*onyxis* (Tilt), suivi de vives douleurs et même de la chute des ongles. Un phénomène plus exceptionnellement remarqué par Rayer, Grisolle, Brierre de Boismont, est caractérisé par la coloration bleuâtre ou noirâtre que prend la peau lorsque les règles se sont arrêtées spontanément. Il semble que le sang qui était destiné à l'élimination se détruise et se transforme en granulations pigmentaires, qui s'accumulent à la face profonde du derme.

Beaucoup de médecins sont d'avis de ne pas supprimer entièrement, ou du moins brusquement, une affection cutanée, qu'ils considèrent comme un effort compensateur de la cessation physiologique de l'ovulation. Ces tentatives d'élimination par la peau devraient être respectées sous peine de complications graves du côté

des muqueuses (angine, asthme, catarrhe bronchique).
Tel était l'avis de Rayer.

Troubles des organes des sens. — Ces troubles
dépendent de la pléthore sanguine ou de la pléthore
nerveuse qui résultent de la suppression des règles. On
a ainsi rapporté des cas de *cécité* brusque ayant persisté
durant quelques jours pour disparaître ensuite complètement.

Galezowski dit avoir observé une malade qui perdit
à peu près tout à fait la vue à la suite de la supression
des règles après un accouchement; sa vue se rétablit
immédiatement après une application de sangsues à la
vulve.

La *surdité* temporaire a été signalée par Tilt dans
dix cas; peut-être cet affaiblissement de l'ouïe résulte-
rait-il d'un cartarrhe de la trompe d'Eustache.

L'*aphonie* est sûrement de tous les symptômes laryn-
gés celui qu'on a le plus souvent l'occasion d'observer
à l'époque de la ménopause. Elle peut relever d'un
état hystérique réveillé par l'âge critique — et l'on sait
que les aphonies hystériques ne sont pas rares — ou
bien elle s'établit par voie réflexe à la suite d'une affection utérine. Cet accident guérit presque toujours avec
l'âge, et il est exceptionnel de le voir se prolonger et
rester stationnaire.

Voies urinaires. — De telles complications sont à
peine signalées, et on n'a guère noté, du côté des voies

urinaires, de processus morbides dépendant réellement de la suppression des règles.

L'*hématurie* est le seul symptôme de quelque importance qui ait été retenu.

Par contre, on sait que les femmes, à cette période, peuvent être frappées de *polyurie;* les urines rendues sont plus abondantes et contiennent plus de sels que normalement.

Poumons. — Cœur. — On ne peut mettre sur le compte de la ménopause l'*emphysème*, le *catarrhe bronchique* qui relèvent plutôt de la sénilité et qu'on observe d'ailleurs avec une même fréquence chez l'homme.

On peut en dire autant des affections cardiaques. Toutefois, il convient de citer spécialement ici la *surcharge graisseuse* du cœur, qui est susceptible d'apparaître à l'âge de la ménopause et qui n'est, somme toute, qu'une application locale de l'obésité générale.

Kisch a insisté sur les dangers que peut causer cette surcharge graisseuse, mais il n'y a là rien qui soit particulier à la ménopause.

Tachycardie — Le même auteur a observé nombre de cas de tachycardie se manifestant chez les femmes à la période critique. Ces accidents apparaissent rarement après la complète cessation des règles, plus souvent au moment où celles-ci commencent à devenir irrégulières, peu abondantes. Ils s'annoncent par des palpitations chez des sujets qui en avaient été jusqu'alors indemnes. Ces palpitations reviennent sous l'influence des efforts, puis au moindre mouvement, enfin même au repos. Ils s'accompagnent de sensations de défaillance, d'oppression thoracique, de battements violents des carotides et de l'aorte abdominale. Surviennent ensuite des vertiges, des bruissements d'oreilles, des céphalées et parfois des syncopes.

Le pouls est alors rapide (100 à 120 pulsations par minute), mais il est ample, bien frappé et régulier. Les bruits du cœur sont plus marqués. On voit aussi colorer la poitrine et la face des plaques érythémateuses fugaces accompagnées d'une sensation de vive chaleur.

Ces crises de tachycardie se montrent à des intervalles plus ou moins rapprochés, dans certains cas plusieurs fois par jour, et durent de quelques minutes à un quart d'heure. Elles ne coïncident pas avec un état anémique, car Kisch a noté au contraire une augmentation du taux de l'hémoglobine.

Comme on le voit, la tachycardie de la ménopause décrite par Kisch, d'après ses observations et celles de Bœrner, Moor, etc., est loin de rappeler de tous points la tachycardie habituelle, paroxystique, donnant lieu à des battements presque incomptables. Son pronostic est aussi beaucoup plus bénin, et si cette affection peut inquiéter par ses manifestations incommodes, il est de règle de la voir définitivement cesser, les époques une fois terminées. Sa durée varie de une à deux années. Kisch a conseillé, pour le traitement de cet accident, l'emploi fréquent des purgatifs légers, qui lui ont donné d'excellents résultats. Le séjour au grand air, une nourriture légère, le repos et les pratiques hydrothérapiques constituent la thérapeutique hygiénique, à laquelle on peut joindre des doses modérées de bromure.

Système nerveux. — Les auteurs classiques sont bien peu bavards sur la question « de l'Influence de la ménopause sur les maladies de l'appareil nerveux », et les documents, comme les opinions, font généralement défaut. C'est qu'en effet, la ménopause a plutôt une action nocive.

L'aggravation momentanée des troubles mentaux, sous l'influence de la menstruation, est un fait d'observation quotidienne qui n'a échappé à aucun aliéniste, « L'époque des retours menstruels, dit Esquirol, est toujours un temps orageux pour les femmes aliénées. » Il n'est pas rare de rencontrer des malades qui, tranquilles pendant toute la période intermenstruelle, tombent alors dans une violente excitation. On en a vu se jeter par la croisée, plusieurs chercher à s'étrangler ou se donner la mort de toute façon, d'autres frapper leurs compagnes avec furie.

D'une façon générale, on peut dire que toute aliénée qui n'éprouve pas une modification de son état mental au moment des règles, ou plus tard, au moment de la ménopause, est une femme dont la maladie passe à l'état chronique, et peut être conséquemment classée comme incurable.

Quelquefois, chose singulière, le retour menstruel exerce une influence heureuse : les symptômes, au lieu

de s'aggraver, diminuent ou disparaissent momentanément. C'est ainsi que le docteur Pouchet a observé
dix-huit malades chez lesquelles le délire paraissait
cesser ou diminuer pendant tout le temps de l'évacua-
tion menstruelle. Berthier a rapporté trois observations d'aliénées qui, à chaque époque, recouvraient
leur raison et la gardaient tant que durait l'écoulement
sanguin, pour la reperdre immédiatement après. Ces
faits, bien qu'assez nombreux, n'en constituent pas
moins l'exception ; ce que l'on constate le plus habituellement, c'est l'explosion ou l'augmentation du
délire.

Notre expérience personnelle nous a montré que
presque toujours les femmes déjà malades trouvaient
peu d'amélioration à la ménopause. Il faut, du reste,
tenir compte d'un fait très important : c'est qu'avec
l'explosion de nombre de névroses, non congénitales,
— délires émotifs, terreurs morbides, mélancolies aux
diverses formes, — la plupart des femmes voient leurs
règles supprimées. Si cette suppression se fait vers
l'âge de trente-cinq ans, c'est en quelque sorte une ménopause prématurée. Que l'affection nerveuse subisse
des hauts ou des bas, si les règles ne se sont pas mon-
trées de nouveau, où est notre critérium ? Comment
savoir à quelle époque est survenue la vraie ménopause
ou à quelle époque elle serait survenue ? Nous en sommes réduits aux conjectures. Faut-il compter la ménopause du jour de la dernière menstruation ? C'est trop
tôt évidemment. Faut-il compter l'âge moyen ? Eh ! il

est si variable suivant les lieux, les milieux, les tempéraments !

Les cas heureux où la ménopause a exercé une influence salutaire sont trop peu nombreux pour que l'on n'en cite pas un quand on le rencontre.

En voici un exemple observé par Winslow et rapporté par Taine dans son beau livre : *De l'Intelligence.*

Une dame âgée de trente-huit ans, après une large hémorrhagie utérine, avait oublié où elle demeurait, qui était son mari, combien de temps elle avait été malade, le nom de ses enfants et même son propre nom. Elle ne pouvait désigner aucune chose par la vraie dénomination, et en essayant de le faire, elle commettait les plus singulières méprises. Avant sa maladie, elle avait eu l'habitude de parler français au lieu de parler anglais. Mais alors elle semble avoir perdu toute connaissance du français, car, lorsque son mari lui parlait cette langue, elle ne semblait pas comprendre le moins du monde ce qu'il disait, quoiqu'elle pût converser en anglais sans difficulté. Il y avait donc chez cette dame de l'amnésie générale et un certain degré d'aphasie amnésique. Cet état resta stationnaire pendant quatre ans, tout en s'amendant un peu à certains moments, aux époques menstruelles. Puis la ménopause arriva vers quarante-trois ans, et peu à peu les lacunes de la mémoire se comblèrent et elle recouvra l'intégrité complète de son intelligence.

Malgré la rareté des améliorations, plusieurs chirurgiens hardis (lisez : Américains) ont eu la pensée de

guérir l'aliénation mentale par l'extirpation des ovaires.
William Goodell, professeur de clinique gynécologique
à l'université de Pennsylvanie, a pratiqué plusieurs
fois cette opération. Il nous rapporte trois cas dans
lesquels l'ovariotomie fit cesser toute manifestation déli-
rante, et il relate un quatrième cas dans lequel l'usage
d'un pessaire Hodge suffit à remédier à tous les accidents (pour notre part, nous préférons de beaucoup ce
dernier moyen au précédent). Voilà certes des résultats
intéressants. Mais, bien que la méthode antiseptique ait
considérablement atténué la gravité de l'ovariotomie,
il nous semble que la bénignité relative de cette opération est encore insuffisante pour légitimer une pareille
hardiesse dans les cas où on la propose.

Espérons qu'un long temps encore se passera avant
que cette pratique devienne commune dans le traitement des maladies mentales.

En effet, si nous enregistrons un succès comme celui
de M. O. Marchionneschi, qui a guéri une hystéro-épilepsie par la castration, chez une malade qui présentait
jusqu'à dix crises violentes par jour, que ni de l'hypno-
tisme, ni la suggession, ni la simulation de l'opération
n'avaient pu faire disparaître ; d'autre part, presque
tous les auteurs conviennent de l'inutilité de ces opérations sanglantes.

M. Playfair, dans une communication qu'il a faite à
l'*Obstetrical Society* de Londres, sur l'ablation des
annexes de l'utérus chez les femmes nerveuses, est
arrivé aux conclusions suivantes : 1° Cette opération

est contre-indiquée si les annexes ne présentent aucune altération ; elle ne modifie en effet en rien le nervosisme. 2° Quand on se trouve en présence d'une femme nerveuse ayant des annexes réellement malades, il faut commencer par traiter la névrose ; car si on arrive à la guérir ou même à la modifier, l'opération sur les annexes pourra sans doute être évitée. 3° Dans l'hystéro-épilepsie et l'hystéromanie , l'opération ne produit aucun résultat favorable.

Sir Spencer Wels a appuyé les conclusions de M. Playfair et a cité plusieurs passages d'un important travail du docteur Ross, de Toronto, qui a démontré l'inutilité de l'ablation des annexes de l'utérus non malades pour guérir les symptômes douloureux vagues qu'on rencontre dans certains états nerveux. M. Ross a vu, tant en Europe qu'en Amérique, quantité d'opérées qui n'ont retiré aucun bénéfice de l'opération ; il a pu en examiner plusieurs qu'on avait proclamées guéries, et qui souffraient autant qu'avant ; leur état nerveux ne s'était modifié en aucune façon.

M. Priestley a rappelé qu'au congrès international de médecine de Copenhague, l'avis général était déjà que cette pratique devait être rejetée. Il est en effet prouvé que si certaines femmes nerveuses souffrent dans la région ovarienne, ce n'est pas par suite d'une altération des organes de cette région : la douleur est sous la dépendance du nervosisme général.

Il semble aussi puéril d'enlever les ovaires d'une hystérique que de traiter uniquement, chez un coxalgique, le genou qui lui fait mal. On n'a jamais songé à castrer un homme qui a une névralgie du testicule ; pourquoi, dès lors, castrer une femme qui a une névralgie de l'ovaire ?

Sur cette question, voici, pour en finir, en deux mots, l'opinion d'un maître incontesté en matière de médecine nerveuse, Charcot : « La théorie sur laquelle les opérateurs s'appuient est fausse, leur pratique est mauvaise et immorale. »

MÉNOPAUSE ET DIATHÈSES

1° Scrofule. — Au premier rang des diathèses que l'on voit si souvent faire, à l'époque de la ménopause, un retour offensif, il convient de placer la diathèse scrofuleuse.

Celle-ci, surtout fréquente dans la première jeunesse, évolue à nouveau — dans bien des cas — de quarante à soixante ans. Brierre de Boismont cite le cas d'une femme qui, ayant été scrofuleuse à l'âge de quinze ans, et après avoir été complètement guérie, retomba sous le coup de cette influence diathésique lorsqu'apparut la ménopause, aux environs de quarante-cinq ans ; les ganglions du cou se tuméfièrent et s'abcédèrent. Barié a observé un fait analogue.

Un de nos plus distingués prédécesseurs à la station de Luxeuil, M. le docteur Tillot, a fait autrefois de cette importante question une étude approfondie (1) à laquelle nous emprunterons, dans le cours de ce chapitre, plus d'une donnée intéressante, relative aux états diathésiques.

Nous l'avons dit : parmi ceux-ci, c'est la scrofule qui se rencontre le plus habituellement ; mais il n'est pas rare de trouver chez un même sujet deux et quelquefois trois diathèses réunies. *A priori*, tous les auteurs sont d'accord pour reconnaître l'action puissante qu'exerce la scrofule sur la muqueuse génitale. Blatin et Nivet lui attribuent certaines leucorrhées ; et, pour M. Durand-Fardel, elle est l'origine éloignée de la plupart des affections chroniques de l'utérus. D'abord limitée aux follicules du col, la maladie envahit, par la suite, la substance même de cette partie de la matrice, dont elle suscite l'hypertrophie, ou chez laquelle elle détermine la formation, sur le museau de tanche, de granulations ou d'ulcérations.

Pour M. Bazin, le processus strumeux attaque les muqueuses des autres régions bien plus fréquemment que celles de l'utérus ; voici comment il classe ces membranes, au point de vue de la fréquence des poussées pathologiques dont elles peuvent devenir le siège : 1° conjonctive ; 2° pituitaire ; 3° auriculaire ; 4° rétro-buccale ; 5° génito-urinaire. Quelle que soit la région prise, toutes ces lésions — ainsi que nous

(1) « De la lésion et de la maladie dans les affections chroniques du système utérin », par le docteur Émile Tillot. Paris 1875.

l'avons énoncé — sont susceptibles de présenter, au moment de la ménopause, des exacerbations notables.

Tuberculose pulmonaire. — Disons maintenant un mot de la tuberculose pulmonaire, dont la scrofule n'est, en somme, que le premier degré. En général, la tuberculose évolue d'autant plus lentement qu'elle se éveloppe plus tardivement, lorsque les phénomènes de nutrition n'ont plus la même activité qu'ils possédaient dans le jeune âge. Mais la ménopause, en ce qui concerne la phtisie, paraît exercer une action nettement défavorable.

Brierre, Dubois, Récamier, ont cité des observations qui, toutes, se résument dans cette énonciation :

Premiers signes de tuberculose pulmonaire dans l'enfance, ou à l'âge de la puberté. Arrêt de la maladie à la suite de l'apparition des règles. Bonne santé apparente jusqu'à la ménopause, époque à laquelle la maladie se réveille et suit un cours plus ou moins rapide.

2° Arthritis. — MM. Pidoux et Bazin considéraient l'arthritis comme la source commune d'où s'échappent la *goutte* et le *rhumatisme.* Il faut, au total, comprendre — sous cette dénomination — un mal constitutionnel pouvant frapper les articulations ou les muscles, la peau ou les viscères.

Au point de vue de l'influence de cette diathèse sur l'utérus, Stoll paraît avoir été le premier auteur qui ait décrit une métrorrhagie due à l'arthritis, et qui ait parlé de leucorrhée arthritique.

Les deux principaux états-types de la diathèse arthritique sont : la *goutte* et le *rhumatisme*.

Goutte. — La femme, comme on sait, est beaucoup moins fréquemment atteinte par la goutte que l'homme. Lorsque le symptôme pathologique retentit sur le développement de la leucorrhée, par exemple, le diagnostic se tire de sa résistance au traitement, et de son alliance avec des lésions du système fibreux, des signes de goutte vague, de migraine, etc. La goutte peut également se cacher sous le masque de métrorrhagies ou de tumeurs de la matrice.

Quoi qu'il en soit, la ménopause intervient ici comme facteur étiologique ; car on a remarqué depuis longtemps que les accidents goutteux qui frappent le système fibreux ou les viscères (utérus) se développent de préférence à l'âge critique.

En Angleterre, les femmes ont une tendance toute spéciale à contracter la goutte, sous toutes ses formes, à la puberté et à la ménopause.

Rhumatisme. — M. Duparcque croit beaucoup à l'influence de la diathèse rhumatismale sur l'utérus. Pour lui, lorsque le catarrhe utérin est lié au rhumatisme, il offre une grande ténacité, mais il ne lui assigne — en dehors de cette remarque — aucun caractère spécial.

En outre de son fréquent retentissement sur l'appareil générateur, le rhumatisme — à l'époque de l'âge de retour — affecte souvent la forme articulaire, subaiguë ou chronique, la forme aiguë se rencontrant plutôt chez les jeunes sujets. La fréquence du rhumatisme nerveux a été surtout notée. Les crises de douleurs se montrent parfois périodiquement au moment même des règles supprimées. Quant à la fréquence relative, on reconnaîtra que la ménopause exerce une action incontestable, puisque entre quarante et cinquante ans il y a deux femmes pour un homme atteints de rhumatisme noueux.

Certains autres troubles variés, inhérents à la diathèse arthritique, tels que : migraine, gastralgie, dermatoses, etc., et s'il s'agit de viscères : l'asthme, par exemple, sont passibles, eux aussi, de par la ménopause, de poussées plus ou moins violentes.

3° **Syphilis.** — L'influence de la ménopause sur la syphilis paraît être nulle, et si la syphilis qui apparaît à un âge avancé est toujours plus grave, la cessation du flux menstruel n'a rien à y voir.

V

CONCLUSIONS GÉNÉRALES

D'après tout ce qui vient d'être dit, on peut se faire une idée des dangers multiples que peut faire courir à la santé des femmes l'époque de la ménopause. Et c'est justement cette sorte d' « épée de Damoclès », sans cesse suspendue au-dessus de la tête de chacune d'entre elles, qui a fait dénommer cette période « âge critique ».

A ce propos, Kisch indique certaines particularités susceptibles de servir de guide dans le pronostic des troubles qu'on voit si souvent surgir à ce moment.

C'est ainsi qu'on devra s'enquérir soigneusement de l'état de santé à l'éclosion de la puberté, de la façon dont s'est développée la phase d'activité sexuelle, de la manière, enfin, dont semblent devoir se supprimer les règles.

On s'appuiera en outre sur la nature des phénomènes qu'entraîne l'apparition de l'âge de retour.

Ceux-ci, en général, se produiront à l'état de troubles chez les femmes dont l'évolution génitale, lors de leur formation, se sera effectuée avec difficulté. Si la puberté s'est accomplie avec accompagnement de manifestations nerveuses graves, on est autorisé à craindre que le définitif arrêt de la menstruation donne également lieu à des désordres neuropathiques de divers ordres. Des sujets d'habitude bien portants, d'un tempérament calme, franchiront sans doute cette étape sans le moindre accident.

Chez les femmes pléthoriques, les actes de la ménopause seront principalement de forme congestive, tandis que celles qui sont chloro-anémiques souffriront plutôt alors d'hémorrhagies plus ou moins graves.

Toutes choses égales d'ailleurs, une activité génitale précoce et bien développée fera presque toujours sentir ses heureux effets sur l'époque de l'âge de retour.

Des femmes qui ont été longtemps mariées, qui ont eu — dans de bonnes conditions — de nombreux enfants qu'elles ont elles-mêmes nourris, se trouvent, à l'époque critique, dans une situation plus favorable que celles dont l'état s'est montré inverse. De trop fréquents rapports sexuels dans les années qui précèdent la ménopause, le mariage où les grossesses à l'approche de cet important acte physiologique, exercent une influence fâcheuse sur son évolution.

La disparition progressive des règles est une condition excellente pour l'âge de retour ; alors, au contraire, que leur brusque cessation est toujours pleine de dangers, et devient parfois une cause occasionnelle d'affections des organes génitaux ou de certaines maladies générales.

~~~~~~~
~~~~~~~

VI

TRAITEMENTS DE LA MÉNOPAUSE

C'est bien à dessein que nous avons écrit « Traitements ». Et, en effet, les moyens dont dispose le praticien pour parer aux différents troubles qui se manifestent si fréquemment — nous l'avons vu — à l'époque de la ménopause sont aussi nombreux que puissants. Le tout est de les appliquer avec discernement, et seulement après qu'on s'est rendu minutieusement compte, non seulement de la nature de la *maladie*, mais encore et surtout de celle de la *malade*. En un mot, nous voulons dire par là qu'il ne suffit pas, par exemple, de combattre une métrorrhagie, de mettre un terme aux progrès d'une métrite rebelle ; mais qu'il importe avant tout de rechercher soigneusement à quel *type* appartient le sujet en présence duquel on se trouve. Or, celui-ci, d'une façon tout à fait générale, peut appartenir à l'une des deux catégories suivantes.

La première est représentée par les femmes à tempérament sanguin, douées d'un embonpoint plus ou moins notable, ou même paraissant prédisposées à une certaine obésité; tandis que le deuxième groupe comprend celles d'un tempérament nerveux, d'une nature excitable, d'une stature élancée, et qui, contrairement aux précédentes, semblent devoir commencer à inaugurer une période d'amaigrissement.

Eh bien, il est certain que l'hygiène, la thérapeutique applicables aux unes, ne sauraient l'être aux autres.

Une fois posées ces prémisses, nous étudierons dans l'ordre suivant les méthodes curatives :

A. *Traitement préventif de la ménopause.*

B. *Traitement des troubles et complications de la ménopause.*

C. *Traitement thermal.*

Ce dernier fera l'objet d'un chapitre spécial; enfin nous ferons suivre son exposition de quelques observations intéressantes à divers titres, relatives à des femmes que nous avons eues à traiter — pour des accidents de l'âge critique — à Luxeuil, qui tient bien incontestablement, pour la guérison ou l'amélioration de ceux-ci, une des premières places, sinon la première de toutes parmi les stations thermales de la France et de l'étranger.

A. Traitement préventif. (*Prophylaxie*). — Nous avons assez insisté jusqu'ici sur les conditions qui favorisent les troubles nerveux de la ménopause; conditions physiques, conditions morales nous ont montré qu'on pouvait, en quelque sorte, prévoir leur explosion plusieurs années d'avance. Au risque de passer pour un prophète de malheur, on peut dire : Telle femme aura du délire à l'âge critique ; telle autre s'en tirera avec un peu de nervosité et quelques accès de mauvais caractère. Si ces prédictions ne se réalisent pas toujours heureusement, c'est que le médecin prévoyant et consciencieux comprend que son rôle ne consiste pas seulement à formuler une pommade ou un julep, mais que dans chaque famille où il pénètre il doit exercer une véritable direction morale. Les milieux sociaux, les préoccupations font varier tous ces éléments.

Surtout la lutte pour la vie viént exercer sur l'intelligence un effet souvent funeste.

« Laissez-moi vous le répéter, disait Ball dans ses cliniques : ce qui tue l'intelligence, ce n'est point l'effort, c'est l'angoisse, c'est le travail doublé d'inquiétude. Je ne saurais rien concevoir de plus salutaire pour l'esprit qu'un labeur régulier, au milieu d'une existence assurée. Mais c'est lorsqu'aux efforts de l'esprit se joint l'inquiétude du lendemain, lorsque les soucis, les espérances et les déceptions viennent entrecouper et bouleverser notre vie, que l'équilibre de nos facultés court le risque d'être détruit, et que l'harmonie des fonctions intellectuelles est faussée par une pression trop violente. »

Quoiqu'il ne s'agisse ici que de femmes ayant dépassé la cinquantaine, il faut cependant tenir compte de l'éducation. Elle est pourtant bien lointaine, c'est vrai, mais les racines profondes qu'elle a jetées dans l'intelligence de l'enfant, si facile à impressionner, subsistent, vivaces, jusqu'aux dernières limites de la vie.

Mais l'éducation exerce-t-elle une influence appréciable sur le développement des troubles intellectuels? Sans doute, une éducation malsaine et mal dirigée, en diminuant la force de résistance de l'esprit aux causes extérieures, est de nature à faciliter ce développement. Mais on peut se demander, d'une manière plus générale, si, parmi les classes élevées, celles qui jouissent des bienfaits d'une instruction plus étendue et d'un esprit plus cultivé, les troubles de l'entendement sont plus fréquents que chez les gens illettrés. Posée en ces termes, la question est à peu près insoluble; car si le développement intellectuel peut être exagéré, si la culture intellectuelle est une cause morbigène chez les personnes instruites, la misère, l'alcoolisme et leurs conséquences viennent largement compenser, dans les rangs inférieurs de la société, l'effet des prédispositions que peut créer l'excès de culture. Ce qui est une vérité incontestable, c'est que l'éducation portée à un degré excessif dépassant pour ainsi dire la mesure des intelligences qui la reçoivent, affaiblit l'esprit plutôt qu'elle ne le fortifie. Il n'est pas donné à tous de porter légèrement le fardeau de l'érudition et nul doute que, chez certains sujets, ce ne soit une prédisposition aux maladies mentales dans l'avenir.

Mais parmi les résultats les plus immédiats de l'éducation, les tendances religieuses occupent le premier rang. Il est hors de doute que, poussée dans cette direction par des excitations qui datent le plus souvent des premières années de l'enfance, l'intelligence peut dévier ; mais il convient d'établir ici une distinction profonde entre les temps de repos et les périodes d'agitation.

Dans les moments de calme, lorsque rien ne vient surchauffer les croyances, l'influence religieuse est relativement moins fréquente. Elle se développe au contraire avec intensité dans les moments troublés, aux époques de renouvellement et de bouleversement des croyances, de réformes religieuses et de polémiques ardentes.

Les protestants des Cévennes, les anabaptistes allemands et, dans des temps plus calmes, les méthodistes en Suède et en Angleterre, en ont offert de nombreux exemples. Mais chacun conviendra que notre fin de siècle, sceptique et surtout indifférent, ne nous laisse rien à craindre de semblable. C'est plutôt l'excès contraire, l'absence de croyance à un appui supérieur qui serait à redouter.

Traitement hygiénique. — La femme parvenue à l'âge critique a besoin de certains soins et ne doit pas continuer exactement le genre de vie antérieur.

La femme de quarante à cinquante ans doit se livrer rarement à des rapports sexuels, et cela dans le but de n'occasionner aucun phénomène inflammatoire local. Cette observation paraîtra peut-être superflue, mais il n'en est pas ainsi, car le mariage n'est pas exceptionnel à cette époque. Tilt fait remarquer que, dans une seule année, 3,357 femmes se sont mariées en Angleterre, entre quarante-cinq et cinquante-cinq ans. Le même fait s'observe en France et dans toute l'Europe. De plus, la femme, par devoir plus que par passion — celle-ci étant bien émoussée — subit sans murmurer les approches du mari, pour le retenir le plus possible dans son intérieur, et éviter qu'il aille, dans des milieux interlopes, dilapider le patrimoine de ses enfants. Intelligentes et dévouées celles qui savent se soumettre à cette épreuve, indifférente d'abord, mais pénible ensuite ; car si le physique peut s'en ressentir, elles gagnent bien plus en repos moral en maintenant la paix du ménage.

Après la ménopause, un certain nombre de femmes acquièrent de l'embonpoint, mais d'autres restent aussi maigres qu'avant. Il convient de recommander aux premières un exercice modéré, mais salutaire, d'interdire l'abus de la voiture, auquel les femmes du monde, aussi bien que celles du demi, se laissent trop facilement aller. La question de l'alimentation sera traitée au chapitre suivant.

Quoiqu'elle s'y trouve, jusqu'à un certain point, contrainte par ses relations et aussi par la nécessité d'établir convenablement ses enfants, la mondaine devra le plus possible se tenir à l'écart des réunions, concerts, bals, etc., où l'on inspire un air impur ; fuir les fortes impressions morales. Il ne faudra pas trop prolonger le sommeil, si le tempérament est sanguin; le prolonger au contraire, si la constitution est délicate; traiter parfois l'insomnie par les bains tièdes et autres calmants.

Mais si les troubles mentaux ont apparu, nous ne devrons pas seulement appeler à notre aide tout l'arsenal pharmaceutique, on devra le plus souvent recourir à l'isolement momentané.

Si chez certaines femmes, fréquentant peu le monde, il n'y a pas à tenir compte du surmenage des plaisirs, nous sommes forcé, avec le docteur Mathieu, de reconnaître que le milieu familial est susceptible d'avoir une importance considérable. On voit quelquefois des malades faire de la neurasthénie à deux, du délire à deux, la mère et la fille, comme l'a constaté Bouveret. Weir-Mitchell a du reste très bien fait ressortir l'influence du milieu familial, et il en a tiré parti au point de vue de la thérapeutique et de la guérison. En effet, l'apitoiement des proches, de la mère pour la fille, ou de la fille pour la mère, devient un aliment de la névrose. Il y a une certaine volupté à être plainte et dorlotée, et, de la part de ces malades, une certaine tendance inconsciente à se complaire dans les soins attendris, dans la comparaison attentive de ceux qui les entourent. Il se fait un continuel échange de suggestions réciproques. Le milieu familial est une serre-chaude pour la neurasthénie, la mélancolie, comme pour l'hystérie.

Traitement moral. — Presque tous ces troubles

ayant une cause morale surajoutée à la cause primordiale, il ne faut pas négliger le traitement moral.

Selon Esquirol, il faut une certaine adresse dans l'esprit et une grande habitude pour saisir les nuances infinies que présente l'application de la thérapeutique morale, et pour se déterminer sur l'opportunité de cette application.

Tantôt il faut en imposer et vaincre les résolutions les plus opiniâtres, en inspirant aux malades une passion plus forte que celle qui domine leur raison, substituer une crainte réelle à une crainte imaginaire.

Tantôt on devra acquérir leur confiance, relever leur courage abattu, en faisant renaître l'espérance dans leur cœur.

Le médecin n'a pas le droit de rester les bras croisés et de se contenter de quelques pilules. La famille recule devant un déplacement, un traitement thermal ; au printemps on compte sur l'automne, et en automne sur le printemps ; puis, quand au bout de quelques années, les malades sont dans le même état qu'auparavant, on explique comment on ne les a pas guéries, en disant qu'elles sont incurables, attendu qu'elles ont suivi sans succès un traitement méthodique !

Comment donc aborder la femme qui présente des troubles intellectuels, des conceptions délirantes, mais qui peut encore raisonner son état ?

La maxime donnée par M. Pariset, d'agir toujours avec justice et bonté, de faire en sorte que les malades voient toujours dans le médecin le tendre intérêt qu'il prend à leur situation, est, nous l'avouons, parfaitement applicable dans un certain nombre de cas, mais elle serait complètement inutile dans plusieurs, quelquefois même elle serait nuisible.

Le raisonnement seul n'est pas constamment suffisant. Il faut les attaquer en face, dit Leuret, l'apôtre du traitement moral, ne leur faire aucune concession, les obliger à reculer sans cesse, les forcer à parler sensément, et, dût-on d'abord n'obtenir que des paroles arrachées de leur bouche et réprouvées par leur esprit, il faudrait encore les contraindre à prononcer ces paroles, car c'est déjà beaucoup que de les avoir obligées de céder sur ce point.

Voici un cas d'Esquirol, des plus caractéristiques :

Une dame très dévote, âgée de quarante-six ans, perd une fille qu'elle aimait tendrement. Bien que désespérée de cette perte, elle affecte beaucoup de résignation pour soutenir le courage de son mari ; elle s'adonne avec ardeur à la lecture des livres religieux, lit plusieurs prétendues prophéties politiques qui la préoccupent fortement.

Elle perd le sommeil et l'appétit, et se met à parler fréquemment des événements prédits à la France. Peu de jours après un service célébré pour l'anniversaire de la mort de sa fille, elle reste morne, triste, silencieuse, sans appétit et sans sommeil ; puis elle est prise de convulsions et de loquacité, parlant sans cesse de Dieu et des grands événements qui, suivant elle, doivent arriver ; cette crise dure sept heures et se rénouvelle au bout de quelques jours. La malade prend ses parents pour des diables, les repousse et les bat.

Confiée aux soins d'Esquirol, cette dame devient calme et ne dit rien aux personnes qui l'entourent des idées qui la préoccupent. Elle ne témoigne aucune nquiétude de l'absence de son mari, ni de son changement de situation, qu'elle considère comme l'accomplissement des ordres de Dieu. Esquirol ayant eu avec cette dame un long entretien, et n'ayant pu lui faire entendre raison sur tout ce qu'elle affirme avoir vu ou entendu de surnaturel, lui propose de lui faire un traité d'après lequel il est convenu que si, pour une époque déterminée, le messie annoncé n'est pas arrivé, si les grands événements qu'elle attend ne se sont pas réalisés, elle consentira à passer pour folle et à se soumettre à un traitement qui lui sera prescrit.

Le jour fixé par la malade étant arrivé, comme il ne se passe rien d'extraordinaire, Esquirol exige l'exécution du traité. La malade avoue qu'elle a été dans l'erreur, voit son mari qui la trouve fort raisonnable et retourne immédiatement chez elle où, en très peu de temps, les dernières traces de sa maladie se sont entièrement dissipées.

C'est à tort que Platon a dit (*De Legibus*) : « Le médecin doit d'abord persuader avec prudence et ne doit pas commander. » Il faut savoir au besoin être autoritaire, mais avec habileté. Il faut savoir remplacer une idée ou une passion erronées par des sentiments vrais. Car les idées et les passions, dit Leuret, sont aussi nécessaires à l'intelligence que les aliments à l'estomac. Priver celui dont l'esprit tend à l'inaction des choses qui peuvent l'émouvoir, c'est contribuer à son anéantissement moral.

Mais quelque malade irritable vous en voudra, croyant que vous vous opposez à ses desseins? Eh bien, qu'elle vous en veuille! Est-ce donc pour votre satisfaction personnelle que vous soignez des nerveuses? Est-ce pour être toujours accueilli par un sourire de reconnaissance ou d'amitié? Alors, laissez là la médecine, car vous y trouverez de continuels mécomptes!

« Que m'importe donc qu'une névrosée m'aime ou me déteste? s'écrie Leuret; qu'elle me désire ou me craigne; qu'elle me croie son ami ou son persécuteur, pourvu que je rompe la chaîne de ses idées vicieuses, que je lui inspire des passions capables de la distraire de ses passions? Mon but n'est pas de les guérir par un moyen déterminé, mais par tous les moyens possibles; et si pour l'émouvoir il me faut paraître dur et même injuste envers elle, pourquoi reculerais-je devant l'emploi d'un semblable moyen? Craindrais-je de lui faire éprouver de la douleur? Singulière pitié! Liez donc les bras du chirurgien prêt à entreprendre une opération indispensable pour sauver la vie de son malade, car cette opération ne se fera pas sans douleur. Un homme a la pierre; gorgez-le d'eau de guimauve, entourez-le de cataplasmes, au lieu de lui enlever par une opération douloureuse la cause de tous ses maux.

Les consolations à certaines neurasthéniques, à certaines mélancoliques, c'est de l'eau de guimauve et des cataplasmes à des calculeux.

B. Traitement des troubles et complications de la ménopause. — Le traitement proprement dit de la ménopause doit, avant tout, viser de bonnes conditions hygiéniques. En ce qui concerne le régime à suivre, il importe de bien distinguer entre les deux types que nous avons énoncés tout à l'heure.

Si on a affaire à un sujet appartenant au premier (type congestif), il importe beaucoup de recommander une alimentation qui aille à l'encontre de cette tendance marquée à l'obésité. C'est ainsi qu'on fera choix plutôt des substances protéiques, et qu'on s'abstiendra, dans la plus large mesure possible, d'aliments respiratoires tels que les corps gras, les amylacés, les sucres et les autres hydrates de carbone. Chez les femmes, au contraire, à tempérament nerveux, candidates à l'amaigrissement, on prescrira une nourriture substantielle mais non excitante, et on veillera au plus complet possible repos du corps et de l'esprit.

En toute circonstance, les femmes appartenant à cette catégorie arrivées à l'âge critique, doivent éviter toute nourriture pouvant amener de la constipation, ainsi que tous les mets grossiers, indigestes, qui laissent d'abondants résidus, comme les légumes secs, les viandes dures, les pommes de terre. Défense formelle de faire usage des acides, des stimulants (vins forts, café, thé, liqueurs...) Ce qui ici convient le mieux, c'est une alimentation animale très digestive, associée à des végétaux, également d'une digestion aisée. L'air frais, pur, un exercice modéré, des soins vigilants de la peau, l'absence de toute excitation physique excessive, de toute émotion, voire même du coït, constituent d'excellentes mesures d'hygiène.

Parmi les règles thérapeutiques en usage, on a renoncé aux saignées générales recommandées encore tout récemment par les auteurs anglais comme exerçant une action préventive efficace contre les orages de l'âge de retour.

Tout autres sont les purgatifs, en faveur desquels se sont prononcés un grand nombre de médecins, notamment Kisch, qui considèrent leur emploi répété comme le meilleur préservatif à opposer aux troubles variés de cette période.

Les purgatifs combattent avantageusement les symptômes morbides qui dérivent de la cessation des règles, de la congestion et des désordres circulatoires survenant dans les organes sexuels. En effet, une partie du sang accumulé dans les vaisseaux étant employée par cette sécrétion intestinale très active et par la transsudation qui l'accompagne, il s'ensuit une diminution de pression dans la circulation collatérale des vaisseaux abdominaux. De là aussi un soulagement notable dans les phénomènes pénibles qui résultent de la pléthore de l'utérus et de ses annexes. Toutefois, il sera prudent de se méfier des drastiques ; on s'en tiendra donc simplement aux remèdes qui facilitent l'exonération intestinale (tamar indien, manne, rhubarbe, huile de ricin, certains sels purgatifs). On pourra leur adjoindre l'usage des lavements.

Il est fort important de proscrire les emménagogues pour lesquels les femmes qui se croient en perte de jeunesse paraissent avoir un goût trop marqué. Alors même que la ménopause se déclare prématurément, leur emploi semble contre-indiqué, et il est plus qu'inutile de chercher à rétablir la menstruation lorsque — dans ces conditions — on ne trouve aucun signe de surcharge sanguine du côté des organes pelviens. S'il existe des symptômes de congestion menstruelle, à retour périodique, mais sans menstruation véritable, il est préférable — au lieu des emménagogues — de recourir aux laxatifs et à des excitations du côté de la peau, lesquels agissent par l'action dérivative qu'elles provoquent.

On ordonnera aussi avec succès des bains de 26 à 28°. Ces bains activent les fonctions de la peau, tout en calmant le système nerveux. Quant à l'hydrothérapie, nous verrons au chapitre suivant qu'on doit n'en user qu'avec une extrême modération.

Les cures de raisins donnent souvent de salutaires effets.

Enfin, parmi les stations thermales, à l'étude desquelles une large part a été réservée à la fin de ce volume, disons dès à présent qu'il faut en choisir une bien appropriée à la circonstance, sous peine, non seulement de n'apporter aucune amélioration à la malade en cause, mais sous peine même d'aggraver son état dans des proportions souvent formidables. Bien qu'il n'entre nullement dans notre programme de décrire la thérapeutique applicable à chacune des complications inhérentes à la ménopause, il en est toutefois une de celles-ci que nous ne saurions passer sous silence.

C'est la *ménorrhagie*, qui exige généralement une intervention aussi rapide qu'énergique, en raison de son abondance possible. Ce redoutable accident peut en effet devenir le point de départ d'états anémiques ou cachectiques qui offrent un terrain éminemment favorable au développement des néoplasmes.

Si la perte sanguine est modérée, les injections vaginales chaudes suffiront le plus fréquemment. Mais dans quelques cas, heureusement rares, on ne devra pas hésiter à pratiquer le tamponnement. Kisch a souvent obtenu de bons effets par l'usage interne de l'*hydrastis canadensis* à la dose de vingt gouttes deux fois par jour.

Enfin, le docteur Labadie-Lagrave, un vrai maître en gynécologie, vient de préconiser l'emploi, dans certaines formes de métrorrhagies, de l'antipyrine portée directement dans la cavité utérine. Ce médicament déjà avait, administré à l'intérieur, donné pleine satisfaction à plusieurs médecins éminents, notamment aux docteurs Chéron et Huchard, qui avaient pu — de la sorte — supprimer en même temps et très vite et la perte sanguine et les douleurs. Cette substance agissant à la fois comme antiseptique (Hénocque et Ardouin, etc., etc...) et comme déterminant, parallèlement, une vaso-constriction périphérique et une vaso-dilatation profonde (Rondot), le docteur Robinson (de Constantinople) avait eu, le premier, l'idée de s'en servir localement sous forme de tampons vaginaux imbibés d'une solution à 5 pour 100. Mais, ainsi appliquée, l'antipyrine semble, *a priori*, devoir être inefficace en raison de la trop faible quantité de principe actif mis en usage. Il ne faut pas non plus songer à l'introduire à l'état liquide, eu égard à la température élevée de son point de fusion (100 degrés).

C'est alors que le docteur Labadie-Lagrave a cherché à associer à l'antipyrine un corps fondant à une température relativement basse, afin de trouver un mélange de parties bien définies qui, en vertu des lois sur la fusion des sels : 1° ait son point de fusion le plus inférieur possible à celui de l'antipyrine; 2° puisse rester liquide, bien que sa température s'abaisse au-dessous de son point de solidification. Son choix s'est porté sur le « salol », en raison de ses propriétés antiseptiques et de sa liquéfaction à 43 degrés. Il a toujours vu, dit-il, les pertes céder après le pansement intra-utérin au moyen de ce mélange d'antipyrine et de salol, sauf dans les cas de cancers ulcérés.

« Les sources nous apportent les ver-
« tus cachées et les esprits du globe.
« Les thermes, c'est la vie ou la mort.
« Souvent ces puissantes eaux don-
« nent une sublime renaissance, ramè-
« nent la santé. Venez ici, travailleurs
« fatigués ; venez, femmes épuisées,
« enfants punis des vices de vos pères
« d'où est né le mal. »
MICHELET. (La Mer.)

VII

Traitement thermal de la ménopause. — Indications des eaux
de Luxeuil.

Les eaux de Luxeuil ne sont pas, comme celles de
Lourdes, des eaux miraculeuses, dont on puisse dire
qu'elles guérissent indistinctement toutes les maladies :
les aveugles n'y recouvrent pas la vue, les sourds l'ouïe,
ni les idiots l'entendement.

Modeste, comme il convient aux forts, le « Livre
d'Or » de notre station thermale ne fait mention que
des cures et améliorations qui y sont, chaque année,
obtenues dans un nombre restreint de cas pathologiques. Parmi ceux-ci, la plupart des affections chroniques de l'utérus et de ses annexes, le nervosisme
sous toutes ses formes tiennent sans contredit la première place ; mais sous ce rapport, par exemple, qu'on

ne nous parle pas de supériorité possible, en France tout au moins. Des stations similaires existent, susceptibles de produire d'aussi favorables résultats, peut-être ; de plus heureux, non ; et l'on peut dire, sans crainte d'être taxé d'exagération, que Luxeuil est pour le ventre de la femme et pour le système nerveux des deux sexes ce que Vichy est pour le foie.

La vogue si légitime dont jouit Luxeuil n'est due ni aux appels du charlatanisme, ni à la publicité, puisqu'il n'en a jamais été fait d'aucune sorte : son succès est dans la logique des faits. Sans vouloir froisser en rien la Société fermière qui vient de terminer son bail, nous pouvons dire, d'accord avec tous les médecins qui ont visité l'établissement et les malades qui le fréquentent, qu'il a été géré avec une économie propre à éloigner les clients au lieu de les attirer. La Société ne demandant pas une prolongation de bail, en avait fait une affaire purement commerciale pour ses neuf ans d'exercice, sans se préoccuper de l'avenir.

Il a fallu vraiment que nos sources aient une valeur réelle ; il a fallu le charme exquis des sites luxoviens, la bonne tenue des hôtels, l'intelligence et le bon vouloir des différents directeurs qui ont successivement exploité notre casino, pas bien grand, mais que nous avons toujours connu rayonnant d'une gaîté du meilleur aloi, pour que notre clientèle d'élite nous soit demeurée fidèle. Voici, Dieu merci ! enterrées à tout jamais les saisons à administration néfaste ; et nous savons de source certaine qu'avec la nouvelle Société fermière, tout se passera désormais d'une façon impeccable dans notre établissement thermal.

En outre, nos Grands-Hôtels, entre des mains plus juvéniles, sinon plus désireuses encore de faire bien, n'auront rien à envier sous le rapport de la table, du confortable, voire même de l'élégance et du grand luxe, qui sont devenus une nécessité du jour, à ces modèles du genre dont la Suisse semble encore posséder le monopole. Enfin, le nouveau Casino, qui s'édifie en ce moment, ne demeurera en rien au-dessous de ses aînés des plages à la mode. Seules deux améliorations resteront irréalisables, parce qu'il n'est pas donné à l'être humain de dépasser la perfection; ce sont l'efficacité aujourd'hui universellement reconnue de nos sources, et le panorama inénarrable de nos merveilleuses campagnes. Comme par le passé, mieux encore, nous l'espérons — car la chose ne nous semble pas impossible — notre municipalité, sous l'heureuse impulsion de son jeune, intelligent et sympathique maire, ne reculera devant aucun sacrifice pour assurer à nos charmantes baigneuses tout le bien-être désirable. Comme par le passé aussi, notre si affable commissaire du Gouvernement continuera à laisser parmi tous ceux qui auront la bonne fortune d'entrer en relations avec lui, la réputation d'un des hommes les meilleurs et les plus remplis de la plus exquise urbanité qu'il nous ait été donné à nous-même de connaître.

Ah ! par exemple, qu'on n'espère jamais que Luxeuil puisse devenir un jour une succursale de Monaco ou de

Trouville. Le genre spécial des maladies traitées à notre station ne comporte ni le jeu effréné, ni la fête à outrance; et si, malheureusement, une telle métamorphose venait à s'accomplir, c'en serait fait des cures et des améliorations durables, avant tout recherchées.

Nous avons passé en revue la plupart des maladies qui viennent si souvent, hélas! rendre intolérable l'existence de la femme — surtout de la femme du monde — parvenue à l'âge critique.

Ce sont: de la leucorrhée, des pertes sanguines plus ou moins abondantes, des déviations et des tumeurs utérines, des métrites, des ovarites, des salpyngites. Tels sont bien les troubles le plus communément observés, troubles se produisant sous la dépendance d'un état pléthorique momentané. Toutes ces lésions, de ce vaste champ de bataille qui a nom « abdomen », s'agriffent, comme autant de hideuses tentacules, à différents organes de l'économie, plus particulièrement à l'axe cérébro-spinal, déchaînant sur leur passage la névrose, plus rarement l'aliénation mentale, affolant les malheureuses patientes, et faisant damner leur entourage.

Ce sont tous ces cas — le dernier excepté bien entendu — que nous revendiquons pour Luxeuil, dont les bienfaisants effets ont apaisé tant de souffrances, tari tant de larmes, rendu à une définitive santé tant de sujets qui avaient été cependant considérés comme irrémédiablement perdus !

Nous ne nous étendrons pas très longuement sur la

question du traitement des accidents de la ménopause par les eaux de Luxeuil; car, d'une part, un volume entier suffirait à peine à indiquer, avec tous les développements nécessaires, la thérapeutique thermale applicable à chacun des innombrables cas pathologiques qui ressortissent à l'âge de retour. D'un autre côté, sur dix femmes classées sous la même rubrique, en tant que lésion initiale, dix parfois sont justiciables, par suite d'états généraux ou diathésiques, d'une médication différente: telle est anémique, telle autre rhumatisante, chez une troisième, c'est la forme névropathique qui domine la scène; nous pourrions multiplier ces exemples à l'infini. Or, autant de types distincts, autant d'indications dissemblables.

Nous laisserons aussi complètement de côté la composition chimique des eaux de Luxeuil, leur température, leur classification : tous ces sujets ont fait l'objet de monographies aussi complètes que remarquables; ce serait là faire acte d'un banal remplissage; et nous même, dans notre précédent ouvrage, avons dit à ce sujet à peu près tout ce qu'il y avait à en dire.

Notre but principal était d'écrire, aussi complète que possible, l'histoire de la ménopause, ce que nous avons fait; puis d'affirmer, preuves en mains — nous l'allons faire dans le prochain et dernier chapitre — que s'il est en France une station thermale capable, pour tout ce qui a trait aux désordres provoqués par la période critique, de couper le mal dans sa racine, c'est assurément Luxeuil. Il ne nous reste donc plus, pour compléter notre travail, qu'à indiquer à grands traits les propriétés capitales de nos sources, en mettant en regard de chacune de celles-ci les manifestations morbides qu'elles peuvent enrayer.

Eh bien, ces propriétés des eaux de Luxeuil se résument dans ces trois mots : *Décongestionnantes, sédatives, toniques.*

1° *Décongestion.* — C'est elle qu'il s'agit avant tout d'obtenir, puisque la congestion des organes contenus dans le petit bassin est l'origine bien manifeste de tous les désordres qui vont, par la suite, entamer dans telle ou telle partie de son territoire l'être féminin.

Or, qu'il s'agisse de métrite chronique, ou bien d'engorgement inflammatoire des annexes de l'utérus, la médication décongestionnante, usitée d'une façon générale à Luxeuil, est constituée surtout par les bains et les irrigations vaginales.

Les différents services, administrés par un directeur zélé et d'une compétence à laquelle chacun se plaît à rendre hommage, M. Roman, sont confiés à une petite armée de *soigneurs* et de *soigneuses,* connaissant à fond leur métier et remplis tous du meilleur vouloir.

Le bain tempéré est celui que nous ordonnons le plus fréquemment dans de telles circonstances. L'idéal de ce genre de bains est représenté par nos piscines, dont la température oscille aux environs de 35°. L'une d'entre elles, dite « bain gradué », comprend deux compartiments : dans l'un, l'eau est à 34°, dans l'autre à 36°, ce qui permet à la malade une graduation des plus aisées de sa température, et cela d'une façon immédiate. Le seul inconvénient des bains de piscine réside dans ce fait que les deux sexes s'y trouvent mêlés, à toute heure du jour, dans une sorte de promiscuité qui n'est pas pour plaire à tout le monde ; et que les femmes surtout s'y trouvent gênées pour pratiquer les injections qui ont pu leur être prescrites.

La nouvelle société fermière, plus soucieuse, espérons-le, du bon renom de la station que celle dont la disparition ne nous arrachera pas la moindre larme, voudra — nous en sommes certain — mettre un terme à ce scandale.

Autre avantage, des plus précieux, de la piscine : l'eau y est courante.

La durée du bain varie suivant les indications : elle est en moyenne de trente à soixante minutes, mais on la prolonge parfois, chez certaines neurasthéniques, jusqu'à deux et même trois heures.

Notons que, pour les sujets dont l'éréthisme nerveux ne commande pas d'une façon formelle la balnéation en piscine, les bains en cabines rendent les mêmes services ; ces cabines sont la dernière expression du confort et de l'élégance, et chaque personne s'y trouvant isolée a toute latitude pour s'y livrer en toute sécurité à ses ablutions intimes.

Très efficaces appliquées au traitement des poussées inflammatoires du système génital, les irrigations vaginales sont, pour ainsi dire, l'auxiliaire indispensable des bains. On les prend, soit dans le bain même, soit dans la salle du « bain de siège à eau courante ».

Depuis l'installation de celui-ci, établi à Luxeuil d'après les conseils du professeur Tarnier, certaines malades prennent l'irrigation dans le bain de siège, en même temps qu'elles reçoivent sur les reins une douche presque capillaire. Grâce à l'écoulement constant de l'eau, elles ont l'avantage de recevoir l'irrigation à une température aussi élevée qu'elles le désirent, cela sans l'inconvénient de se trouver plongées dans un milieu trop chaud. Les autres font usage du bock à injections approprié à notre installation balnéaire. C'est une sorte de bain intérieur qui dure généralement de quinze à vingt minutes. Il faut que l'eau arrive au contact du col de l'utérus avec une faible pression, car si celle-ci était trop violente, il en pourrait résulter de ces traumatismes plus qu'inopportuns, que déterminait jadis si fréquemment l'emploi de la douche vaginale, aujourd'hui heureusement abandonnée. Le procédé auquel on a recours pour atteindre ce but est des plus simples : il se compose tout bonnement d'un siphon dont les deux extrémités sont à une faible distance du niveau de l'eau (hauteur de la baignoire).

Dans notre pratique, nous nous servons de la canule suivante, exécutée, d'après nos données, par MM. Raynal frères (de Paris). L'instrument, en caoutchouc rouge, est terminé, à son extrémité vaginale, par une partie renflée assez volumineuse pour s'adapter exactement aux parois du vagin et former spéculum. Cette extrémité, dans son centre, ne présente aucun orifice :

dès lors se trouve écartée toute crainte de choc pouvant atteindre le col utérin. Par contre, les côtés sont criblés d'une multitude de petits trous par lesquels l'eau s'écoule lentement, venant ainsi baigner le col de la matrice ainsi que les parois du vagin. De plus, afin que l'arrivée du liquide s'effectue d'une façon aussi douce que possible, l'instrument est coudé à angle droit à l'intersection des régions vulvaire et vaginale, de telle sorte que le courant d'eau soit forcément modéré, dans sa vitesse et dans sa force, à partir du moment où il pénètre dans les organes génitaux internes.

La métrorrhagie n'est pas une contre-indication au traitement, à moins qu'elle ne soit due à la présence de quelque tumeur maligne ; bien au contraire : de nos jours, ces pertes abondantes de sang sont surtout traitées par des irrigations aussi chaudes qu'elles peuvent être tolérées ; nos eaux dépassant 52°, il nous est facile d'avoir recours à ces injections prises à la température convenable pour arrêter l'hémorrhagie.

Un bon moyen de décongestion, bien que non exempt de tout danger, lorsqu'il s'agit d'engorgements chroniques des organes génitaux (pelvi-péritonite chronique, phlegmons péri-utérins, etc.), c'est ce que nous nommons à Luxeuil la « douche entre deux eaux. »

Ce procédé, mis en honneur par le docteur Bottentuit, n'est autre qu'une douche qu'on pourrait appeler « médiate » et qu'on donne en projetant, avec une pomme d'arrosoir, une certaine quantité d'eau saline sur la partie malade, séparée du point où se fait la percussion

par une couche d'eau d'environ deux centimètres d'é-
paisseur. Ce procédé nous a parfaitement réussi chez
une dame qui était venue soigner à Luxeuil une pelvi-
péritonite des plus rebelles.

La douche ascendante constitue, pour les femmes
arrivées à l'âge de la ménopause et qui offrent une
tendance marquée à la constipation, un utile adjuvant
des autres facteurs de décongestion dont nous venons
de parler.

D'ordinaire, dans les premiers jours, elle détermine
un peu de malaise, des coliques, parfois une légère
diarrhée, souvent des flatuosités; il n'est pas à notre
connaissance qu'elle ait jamais donné lieu au moindre
accident sérieux.

Heureusement modifiée par l'esprit ingénieusement
inventif de l'un de nos prédécesseurs les plus justement
appréciés, M. le docteur Tillot, la douche ascendante,
telle qu'elle fonctionne à Luxeuil, se compose d'une
cuvette de lieux d'aisances au centre de laquelle on fait
arriver un tube métallique communiquant avec les ré-
servoirs. Une canule destinée à pénétrer dans le rectum
est adaptée à l'extrémité libre de ce tube et, au moyen
de robinets spéciaux, on fait arriver dans l'intestin de
l'eau à des températures et à des pressions variables,
suivant l'indication à remplir.

C'est justement dans le but de régler cette pression
que M. Tillot a fait adapter à la clef du robinet une
aiguille se mouvant autour d'un cercle gradué sur lequel
sont des traits séparés par un court espace et portant

les numéros 0, 1, 2, 3 et 4 ; le numéro 1 est le degré le plus bas de l'ouverture du robinet. La malade sait dans quel sens elle doit faire tourner la clef, guidée qu'elle est par les mots « ouvrez » et « fermez » gravés aux extrémités de l'arc de cercle. De cette façon, la patiente peut s'administrer d'une façon progressive l'eau de la douche, la prendre forte ou faible suivant la prescription médicale, la faire cesser subitement et la reprendre de même, si besoin était.

Ainsi conçue, loin de constituer un simple et vulgaire lavement, la douche ascendante agit dans ce cas, suivant Billout, « en tonifiant l'intestin et en réveillant son activité ».

Cette méthode italienne de « l'entéroclysme », mise en honneur par Cantani, nous nous félicitons de plus en plus d'y avoir recours à Luxeuil, car elle ne nous a jamais été infidèle.

D'une façon générale, nous répugnons à faire usage, dans le cours d'une cure thermale, d'agents autres que les agents thermaux. Toutefois à cette règle il est des exceptions. C'est ainsi que, dans certains cas, les pansements utérins, dont le sympathique docteur Chéron préconise l'emploi, nous ont donné les plus heureux résultats.

On connaît les propriétés osmotiques de la glycérine : elle décongestionne les tissus et donne lieu à un écoulement considérable d'un liquide séreux. C'est avec un tampon de ouate hydrophile imbibé de glycérine que se pratique le pansement, qui doit rester en place un certain nombre d'heures. Il provoque l'issue d'une certaine quantité de sérosité, et les douleurs lombaires et la pesanteur du bas-ventre ne tardent pas à disparaître, signe palpable du rétablissement de la circulation utérine, avec toutes ses conséquences favorables.

2º *Sédation.* — Quand il y a lieu d'amener une sédation du système nerveux, porté par la congestion utérine à son maximum d'éréthisme, on s'adresse, d'une part aux bains alcalins; d'autre part aux douches généralisées ou localisées.

« L'hydrothérapie est pour moi, dit le professeur
« Grasset (de Montpellier) dans son article « Hystérie »
« du Dictionnaire de Dechambre, le moyen par excel-
« lence de modifier cet état général du système nerveux,
« qui constitue la névrose hystérique; seulement, c'est
« un moyen plus complexe qu'il ne paraît, dont le
« maniement est difficile, dont les efforts peuvent être
« opposés; c'est une vraie médication. »

Donc, avant tout, le bain et, préférablement, le bain en piscine (34 à 36º), prolongé pendant un temps plus ou moins long, parfois pendant 1 heure et demie et même 2 heures, auquel on associera les douches.

Surtout, pas de douche utérine; celle-ci, actuellement, étant avantageusement remplacée par l'irrigation prise, sans aucun danger de traumatisme, soit dans le bain au moyen du siphon, soit dans la salle du bain de siège à eau courante.

Jamais non plus, lorsqu'il existe des troubles dans la circulation utéro-ovarienne, jamais de douches hypogastriques, lesquelles sont un véritable coup de fouet favorable aux poussées congestives du côté des organes contenus dans le petit bassin.

Au contraire, administrées à une température un peu élevée, prolongées pendant un certain temps, et leur effet ayant été atténué à l'aide d'une pomme d'arrosoir, les douches lombaires sont à conseiller dans certaines utéropathies. En effet, de même qu'à une application courte et froide correspond une excitation des organes soumis au contact de l'eau froide, de même à une application longue et tempérée correspond un apaisement de ces mêmes organes.

3° *Effets toniques.* — « Le plus fréquemment, dit « M. Beni-Barde, c'est aux effets reconstituants de l'hy- « drothérapie qu'il faut recourir pour combattre les « congestions utérines passives compliquées d'hémor- « rhagies. Les douches générales en pluie et en jet peu- « vent être utilisées avec un grand avantage, et il im- « porte, au moins au début du traitement, de ne pas « localiser les applications hydrothérapiques sur la ré- « gion du bassin ; on devra, en conséquence, insister « spécialement sur l'usage de la douche en pluie, qui « exerce une action tonique incontestable et qui, en « agissant sur les parties supérieures du corps, a l'avan- « tage de déterminer une révulsion capable de contre- « balancer la fluxion utérine. Ainsi donc, reconstitution « générale, fluxion compensatrice de la surface cuta- « née, tels sont les effets que l'on doit rechercher à l'aide « des applications froides. Toutefois, si la malade sup- « porte difficilement l'eau froide et réagit mal, il est

« indispensable de commencer par des douches tem-
« pérées. »

Souvent, lorsqu'il s'agit de certains des cas que nous
étudions, nous débutons par une douche en pluie d'une
trentaine de secondes projetée sur le dos et la poitrine,
à une température abaissée progressivement de 25 à
18°, et nous faisons suivre celle-ci d'une douche en jet
brisé d'égale durée sur les mêmes régions.

Nous lisons encore ceci dans l'ouvrage de M. Beni-
Barde : « Contre l'excitation de la forme nerveuse, il
« faudra employer les applications sédatives, contre son
« épuisement les applications excitantes, et contre sa
« perversion, il sera nécessaire de combiner, dans une
« juste mesure, les modificateurs sédatifs et les modifi-
« cateurs excitants. » Cette variété de douche constitue
la douche écossaise : elle consiste dans l'application
d'une douche chaude qui, commencée à 30° environ et portée progressivement jusqu'à 40° et au delà,
est immédiatement suivie d'une courte application d'eau
absolument froide.

La station de Luxeuil est la seule station française,
croyons-nous, qui ait la bonne fortune de posséder à la
fois des eaux hyperthermales salines et des eaux ferrugineuses-manganésiennes se rapprochant de la température froide.

Cette dualité de sources est extrêmement précieuse.
« Non seulement, dit le docteur Champoullion *(les Anémiques aux Eaux de Luxeuil)*, la station de Luxeuil enregistre des succès à peu près constants contre les ma-

ladies des femmes, mais elle tient de ses sources ferrugineuses-manganésiennes un élément d'efficacité toute
spéciale, que nulle autre source, à l'exception de celle
de Birkœnfeld, ne saurait lui disputer. On en obtient
des effets particulièrement remarquables contre l'anémie, la chlorose et tous les malaises qui en dérivent,
contre la débilité générale accidentelle ou congéniale,
et contre certaines variétés de stérilité. Le fer opère
alors comme tonique local et comme agent chimique ou
reconstituant. En effet, avec l'eau ferrugineuse en boisson, l'appétit et les fonctions de l'appareil digestif se
raniment, la nutrition s'améliore et l'organisme se ressent tout entier de ce travail de restauration physiologique. Comme agent chimique, le fer contribue à la
production de la matière colorante appelée *hémoglobine*,
dont il fait partie intégrante, à l'état de sesquioxyde,
dans la proportion de 0,20 environ par litre de sang.
C'est le fer, dit-on, qui fixe une partie de l'oxygène de
l'air inspiré, pour transformer les globules blancs en
globules rouges. Il joue ici, en quelque sorte, le rôle
d'un *mordant*, comparable à celui de l'alun avec lequel
on fixe certaines couleurs sur les étoffes. »

Or, nous l'avons dit, quantité de nos clientes utérines sont profondément anémiques ; aussi, voyonsnous, chaque année, sur nombre de celles-là, l'absorption régulière de notre eau ferrugineuse du Temple
opérer d'incroyables transformations.

Assez souvent, lorsque nous nous trouvons en présence d'estomacs d'une intolérance notoire, nous recom mandons à la malade de couper son eau ferrugineuse avec cette eau saline incomparable, l'« Eau du Grand-Bain », à laquelle tant de rebelles dyspepsies nerveuses ont dû de définitives guérisons ; ce mélange, toujours bien toléré, ne cesse de nous donner les plus heureux résultats.

Les bains ferrugineux, que l'on prend généralement — pour les rendre plus chauds et surtout moins excitants — mixtes, c'est-à-dire additionnés d'une proportion plus ou moins considérable d'eau hyperthermale, opèrent sur des anémiques purs, principalement chez des enfants et des adolescents, de véritables résurrections. Malheureusement, même ainsi atténués, ils ne sont pour ainsi dire jamais applicables dans les cas qui nous occupent ; les utérus irritables, les systèmes nerveux en état d'éréthisme auxquels nous avons affaire rendraient le plus souvent leur emploi dangereux.

Inutile d'insister sur un dernier facteur — et non des moindres — de reconstitution organique. Nous voulons parler de ces salutaires et inoubliables excursions et promenades, dont on rapporte, avec un appétit robuste et de fraîches couleurs, une véritable joie de vivre des jours meilleurs, qu'on sent enfin arriver, et qu'on avait cessé d'espérer. En résumé, les femmes arrivées à la période critique, aussi bien que celles en pleine possession de leur activité sexuelle, se présentent à Luxeuil sous deux formes bien distinctes : la forme *atonique* et la forme *éréthique*.

Ici — et pour en terminer avec ce chapitre — nous ne croyons pouvoir mieux faire qu'en laissant la parole à un des hommes qui ont le plus contribué à la prospérité de Luxeuil, par son grand savoir, sa connaissance si approfondie de nos sources, ses remarquables travaux, ainsi que par son aimable caractère et son affabilité courtoise : nous avons nommé M. le docteur Tillot.

Voici le résumé de la magistrale communication, relative aux indications des eaux de Luxeuil, que faisait cet éminent praticien à la Société d'Hydrologie médicale de Paris, le 2 avril 1894 :

Les indications thermales, au point de vue de l'utérus, sont basées sur l'état général et sur la modalité même de l'affection.

L'état général est primitif, comme la diathèse; il est secondairement créé dans l'organisme, comme la névropathie ou l'anémie.

La modalité de l'affection est l'*atonie* ou l'*irritabilité*.

L'atonie est la forme la plus commune dans l'anémie et le lymphatisme. Voilà l'indication des sources ferrugineuses.

L'éréthisme appartient aux arthritiques ou aux femmes névropathiques. L'irritabilité est locale ou générale. Dans l'un et l'autre cas, les eaux salines ou apaisantes sont seules indiquées. S'il y a mélange de lymphatisme et d'arthritisme, l'association des deux variétés de sources remplit une utile indication.

C'est dans la forme éréthique, d'origine vasculaire ou nerveuse, que Luxeuil enregistre ses plus éclatants succès, comme si son levier thermal avait besoin, pour mieux agir, de s'appuyer sur un appareil facile à surexciter, ou sur un système nerveux très impressionnable, à vibrations irrégulières et désordonnées.

La lésion, dans les affections utérines, est elle-même une source d'indications, avant et pendant la cure. Avant, elle peut entrer en ligne de compte dans le choix d'une station; pendant le traitement, elle influe sur l'application des procédés balnéaires, irrigations, douches locales, etc. Certaines eaux ont une action élective très marquée sur l'utérus. Cet effet spécial, qui s'observe à Luxeuil, dans une certaine mesure, explique comment l'eau de ses sources réussit à combattre un grand nombre d'affections chroniques du système utérin.

Les lésions qui ressortissent le plus souvent à la cure de Luxeuil sont celles de la métrite, partielle ou générale, de la périmétrite, ainsi que les altérations du petit bassin (adhérences ou brides) dues à des péritonites répétées, etc., etc...

VIII

OBSERVATIONS

Les observations dont nous avons fait choix peuvent
être classées en deux catégories :

La première comprendra celles relatives à des malades
auxquelles nous n'avons jamais été appelé à donner
personnellement des soins, mais dont les cas nous ont
paru — à divers titres — de nature à offrir quelque
intérêt.

La deuxième, au contraire, réunira les documents
que nous avons été à même de recueillir nous-même
auprès de certaines de nos clientes de Luxeuil.

Si le nombre de ces derniers est relativement peu
considérable malgré la très grande fréquence des états
morbides qui reconnaissent pour origine l'influence
néfaste de la ménopause, la raison en est que, par
malheur, la puissance incontestable de nos sources a été
jusqu'à ce jour trop méconnue en ce qui concerne la
guérison ou l'amélioration à Luxeuil de ces symptômes
pathologiques, pourtant si multiples, si dignes d'inté-

rêt, et — disons-le — fréquemment si curables. En effet, nos maîtres et nos confrères nous adressent surtout de jeunes femmes, affligées d'inflammations soit aiguës, soit chroniques de l'utérus ou de ses annexes ; ils n'ignorent pas dans quel état, parfois considéré comme désespéré, nous arrivent ces malades, et combien heureusement transformées — nous pouvons ajouter : souvent définitivement guéries — elles sont rendues à leurs bons soins. Mais ce n'est que bien rarement qu'on songe à nous confier des sujets dont les manifestations maladives ressortissent à l'âge critique.

Déplorant du fond du cœur ce regrettable état de choses, nous ne pouvons que faire des vœux sincères pour que notre appel soit entendu, absolument convaincu que nous sommes que — du jour où il le sera vraiment — médecins et malades n'auront qu'à se féliciter d'avoir suivi nos humbles conseils.

Plusieurs des faits cliniques, tant de la première que de la deuxième catégorie, que nous avons cru devoir relater dans notre étude, ont été déjà rapportés, avec tous les détails qu'ils comportent, dans le corps même de l'ouvrage.

Désireux avant tout d'éviter d'inutiles redites, nous nous contenterons, pour ceux-ci, de rappeler à quelle page du volume ils pourront être à nouveau consultés.

Ceux auxquels, par contre, il n'aura été fait préalablement aucune allusion, seront développés dans ce chapitre d'une façon aussi complète que possible.

I° — Observations de la 1re catégorie :

OBSERVATION IX

FIBRO-MYOME DU CORPS DE L'UTÉRUS, HYSTÉRECTOMIE ABDOMINALE. GUÉRISON. ALIÉNATION MENTALE CONSÉCUTIVE A L'OPÉRATION.

Par M. POLAILLON.

Si, dans la majorité des cas, l'ablation de l'utérus et des ovaires malades n'a aucune influence fàcheuse sur les fonctions intellectuelles, on a cependant cité quelques faits dans lesquels cette opération aurait été suivie d'un trouble mental plus ou moins grave.

Mais l'ovariotomie ou l'hystérectomie, plus que toute autre grande opération, est-elle capable de provoquer l'aliénation mentale? Nous manquons de preuves pour répondre à cette question, et nous resterons dans le doute jusqu'à ce qu'un nombre assez considérable de faits soient venus nous éclairer.

A titre de document sur ce point spécial de pathologie, nous croyons utile de publier l'observation suivante, dans laquelle l'aliénation mentale paraît avoir été provoquée par une hystérectomie.

La nommée Augustine Cl..., âgée de 35 ans, blanchisseuse,

est entrée le 3 août 1887 dans mon service de la Pitié, salle Gerdy, n° 9.

Ses parents sont morts : sa mère, d'une maladie de cœur ; son père, d'une maladie dont elle ignore la nature.

Elle a toujours joui d'une bonne santé. Elle a été réglée à dix ans. Depuis cette époque les règles ont été régulières, peu abondantes, durant trois jours. Point de grossesse ni de fausse couche.

Il y a un an, elle a constaté dans le bas-ventre une petite tumeur, assez mobile, qui a augmenté de volume avec une grande rapidité. Elle n'en souffrait aucunement. Jamais elle n'avait eu de pertes abondantes, quand, il y a deux mois, quinze jours après la dernière époque, elle eut une métrorrhagie très sérieuse, qui dura deux semaines.

Entrée à la Pitié, je constatai dans le bas-ventre une tumeur arrondie remontant presque jusqu'à l'ombilic. Cette tumeur était mobile dans le sens transversal, lisse, non fluctuante, très dure. Si ce n'eût été sa consistance, elle ressemblait à un utérus gravide ayant atteint six mois. Au toucher vaginal, je trouvai le col petit, assez mou, pointu comme celui d'une femme qui n'a pas eu d'enfants. Les culs-de-sac latéraux étaient libres. Le cul-de-sac postérieur était peu dépressible. Tous les mouvements communiqués à la tumeur se transmettaient facilement au col de l'utérus. Il était évident que j'avais affaire à une tumeur dépendant du corps de l'utérus.

Une sonde molle et assez fine, enfoncée dans l'orifice du col, pénétrait dans une longueur de 22 centimètres. Mais il était évident qu'elle se repliait sur elle-même dans la cavité utérine ; car l'hystéromètre n'indiquait qu'une profondeur de 7 centimètres 1/2. La cavité utérine n'était donc agrandie que d'environ 1 centimètre dans le sens vertical ; mais elle était élargie transversalement, au point de permettre à l'hystéromètre de s'incliner à droite et à gauche dans une grande étendue.

Mon diagnostic fut : *fibro-myome du fond de l'utérus*, sans agrandissement considérable de la cavité utérine.

Les fonctions, en général, ne laissaient rien à désirer. La miction, notamment, se faisait bien et les urines étaient normales.

J'avais affaire à une malade assez maigre, brune, dont l'état général était bon.

Son caractère était taciturne et bizarre. Elle avait parfois un langage grossier, sans qu'elle eût été provoquée le moins du monde. Je note ces particularités comme des indices de la prédisposition à l'aliénation mentale, qui a éclaté après l'ébranlement de l'opération.

Elle réclamait l'ablation de sa tumeur avec une grande insistance, prétendant qu'elle ne pouvait plus gagner sa vie, etc. Bien que ce fibromyome ne fût pas douloureux et qu'il ne produisît, pour le moment, que de la gêne, néanmoins sa marche rapide et l'hémorrhagie grave qu'il avait occasionnée me parurent des indications suffisantes pour céder au désir de la malade.

Après les préparations d'usage (purgation, bains, antisepsie vaginale), Augustine Cl... fut opérée le 11 août 1887, dans le pavillon spécial de la Pitié.

Chloroformisation facile, sans accidents de vomissements.

Incision sur la ligne médiane, depuis le pubis jusqu'à l'ombilic. La tumeur lisse, arrondie, vient aussitôt se présenter entre les lèvres de l'incision. Elle est attirée au dehors, et à sa place des éponges phéniquées sont introduites dans la cavité péritonéale pour protéger l'intestin.

Je traverse la base de la tumeur avec deux broches qui se croisent. Entre elles, je place un cordon de caoutchouc fortement serré et maintenu avec un petit clamp. La tumeur est ensuite coupée à un centimètre au-dessus de la broche supérieure. Sur la section du pédicule, on voit la coupe de la cavité utérine.

Suture profonde avec trois fils d'argent, et suture superficielle avec plusieurs crins pour bien affronter les lèvres de l'incision.

Pansement de Lister, complété avec des tampons de gaze iodoformée placés sous les broches et autour du pédicule.

L'opération et le pansement n'ont duré que 35 minutes.

L'examen de la tumeur montre qu'on avait bien affaire à un fibromyome occupant toute la partie supérieure du corps de l'utérus. Les deux ovaires et les deux trompes ont été enlevés avec la tumeur. La cavité utérine est élargie et anfractueuse. Le poids total de la masse sectionnée est de 650 grammes.

Suites. — Le soir de l'opération, la patiente est agitée et demande à manger. Temp., 36°8 ; Pouls, 64.

Pas de douleurs. Pas de vomissements.

Pendant la première partie de la nuit, deux vomissements muqueux et bilieux. Sommeil pendant le reste de la nuit.

12 août. — Matin, temp., 37,6 ; Pouls, 84 ; Respir., 22. — Soir, temp., 38,2 ; Pouls, 66.

La malade est très calme et n'a plus de vomissements.

Elle boit du lait et le digère bien. Pas d'émissions gazeuses par l'anus. On est obligé de la sonder.

13 août. — Temp., 37,4 le matin ; 38,2 le soir.

Pendant une absence de la surveillante, la malade sort de son lit et fait quelques pas. Elle est recouchée aussitôt. Cette incartade ne produit point d'accidents.

Les jours suivants, la température se maintient aux environs de 37 à 37°5 le matin, et le soir elle ne dépasse pas 38°. L'alimentation est progressivement augmentée.

15 août. — Premier pansement. Tout va bien du côté du pédicule et de l'incision ; le ventre n'est pas ballonné.

17 août. — La malade veut se lever et défaire son pansement. Elle tient des propos incohérents.

18 août. — Deuxième pansement. L'apect général est bon. Mais la malade a un peu de diarrhée et, ne prenant pas la peine de demander le bassin, laisse aller ses matières dans son lit.

20 août. — Agitation. La malade veut se lever et sortir de l'hôpital pour aller chercher de l'argent. Le soir l'agitation prend un caractère plus violent, et on est obligé de lui attacher les mains et de la surveiller pour l'empêcher de se lever.

24 août. — La malade est plus calme ; mais elle continue à tenir des propos incohérents.

Troisième pansement. Ablation des trois fils profonds. A la partie supérieure du pédicule, je trouve une masse blanche, arrondie, grosse comme une pomme d'api, masse qui n'est autre chose qu'un fibrome. Ce fibrome, placé au-dessous de la ligature du pédicule et privé de ses connexions avec le reste de la tumeur, s'est sphacélé et s'énuclée facilement.

29 août. — Quatrième pansement. Le pédicule est sur le point de se détacher.

La malade a toujours de la tendance à la diarrhée. Elle s'alimente avec des potages, des côtelettes, du lait. L'état général est satisfaisant. La température est à 37°.

1er septembre. — Chute du pédicule.

L'intelligence de la malade est très altérée, très affaiblie. A certains moments, elle est en proie à un délire mélancolique ; dans d'autres moments, elle est tout à fait en état de démence.

9 septembre. — La cicatrisation de la plaie du pédicule est presque achevée.

10 septembre. — L'opérée quitte le pavillon d'ovariotomie pour rentrer dans la salle Gerdy. Elle est amaigrie et sa peau, surtout celle de la face, a pris une teinte brunâtre, plus foncée que celle qui lui est naturelle. Cependant, toutes ses fonctions s'exécutent d'une manière satisfaisante. Son ventre est plat, souple, indolore.

Son intelligence se trouble et s'affaiblit de plus en plus. Elle passe ses journées couchée sur le dos, sans parler, et laisse échapper dans son lit ses urines et ses matières fécales. Elle se met à pleurer à chaque instant. Quelquefois elle se lève et, sans s'habiller, veut sortir de la salle et de l'hôpital. Son délire revêt la forme du délire mélancolique.

Je la garde dans mon service jusqu'au 3 octobre. Mais comme elle trouble le repos des autres malades, comme l'aliénation mentale est bien confirmée et s'aggrave au lieu de s'amender.

comme d'ailleurs elle est bien guérie de son hystérectomie, je la fais transporter à l'asile des aliénés de Sainte-Anne.

(Un. Méd.)

OBSERVATION X

Société de Médecine du Nord

Séance du 23 mai 1890

MASTITE DE LA MÉNOPAUSE, PAR M. PHOCAS

Le professeur VERNEUIL, dans une des dernières séances de la Société de Chirurgie, vient de préconiser les pulvérisations comme moyen de traitement de certaines mammites. Dans ma thèse, j'ai déjà soutenu cette opinion, que certains engorgements mammaires pouvaient donner le change et faire croire à une véritable tumeur. Je n'ai pas l'intention de revenir aujourd'hui sur les discussions multiples que cette opinion a provoquées; mais je suis bien aise de voir M. VERNEUIL préconiser des moyens d'expectation, avant d'arriver à une opération dans quelques cas de certaines mammites chroniques qui simulent un véritable cancer.

Permettez-moi, à ce propos, d'extraire de mes cartons une observation que j'ai recueillie lors de mon séjour à Paris, et qui montre combien ce diagnostic est difficile.

C'était l'année dernière, une femme de 45 ans, de bonne constitution, est venue me consulter pour une tumeur de la mamelle gauche. Depuis quelques jours, elle a ressenti des picotements et de la douleur dans le sein, et bientôt elle constate l'existence d'une véritable tuméfaction. A la vue, le sein paraissait enflé; il n'y avait rien du côté du mamelon. La peau glissait sur les parties profondes; mais dans la moitié externe de ce sein, il existait une grosse tumeur dure, légèrement lobulée à la surface, faisant corps avec la glande mammaire, légèrement douloureuse à la pression. Cette tumeur se confondait dans sa périphérie avec le reste de la glande. Il existait dans l'aisselle du même côté, deux ganglions durs et douloureux. L'état général avait périclité. Cette femme, que je connaissais avant sa maladie, est devenue pâle, essoufflée et ne pouvait déjà plus vaquer aux soins de son ménage.

Le diagnostic était très embarrassant. La marche rapide de la tumeur, sa consistance, sa diffusion, l'existence de ganglions et le mauvais état général, tout cela me portait à penser à une affection maligne, à un cancer en masse. Cette circonstance que l'affection est survenue chez une femme à la période critique était de nature à corroborer mes soupçons. Et j'étais d'autant plus disposé à admettre un cancer, qu'un chirurgien expérimenté des hôpitaux de Paris, le Dr DÉSORMAUX, qui avait examiné la femme, lui fit entrevoir la nécessité probable d'une opération.

Au milieu de ce cortège de symptômes, trois signes sont venus jeter le doute dans mon esprit et me faire croire à une mammite. C'étaient l'absence d'adhérences de la peau, la marche de l'affection et l'engorgement ganglionnaire.

Il est rare, en effet, de trouver des adhérences à la peau dans ce genre de tumeur et il est, par contre, exceptionnel de ne pas trouver ce signe dans le cancer arrivé à cette période.

Relativement à la marche, TILLAUX a établi que la marche *oscillante* était un caractère de premier ordre.

Enfin, l'engorgement ganglionnaire restait. Mais l'engorgement ganglionnaire est-il toujours de nature néoplasique ? Beaucoup de chirurgiens en doutent et ils appuient leur opinion sur ce fait que certaines opérées ont guéri sans qu'on eût enlevé ces tumeurs ganglionnaires.

En présence de ce doute, je restai dans l'expectation et bien m'en prit, car sous l'influence d'une médication très simple, la tumeur a diminué et a disparu au bout de six semaines. Je conclus donc :

« A côté de la mastite des nouveau-nés et des adolescents, il existe une mastite de la ménopause, accompagnée quelquefois de phénomènes généraux et ressemblant, à s'y méprendre, au cancer. »

Revue médico-chirurgicale des maladies des femmes, n° du 25 sept. 1890.

OBSERVATION XI

DE PERCY BOULTON. — METRO CEREBRAL DISEASE (*In the Obstetrical Journal* 1875.)

S.... J.... est âgée de 39 ans. Mariée depuis 21 ans, elle a eu sept enfants et une fausse couche. D'un caractère naturellement triste, elle est devenue mélancolique depuis près de dix-huit mois qu'elle ne voit plus ses règles, après d'ailleurs d'abondantes métrorrhagies.

Quand je la vis pour la première fois, elle avait la figure rongée par les soucis, et tout dans son extérieur portait le misérable cachet de la lypémanie. Elle me dit n'avoir aucune affection pour son mari et ses enfants; ses pensées sont tristes, les sujets religieux lui sont si pénibles qu'elle ne peut même supporter les cloches d'une église; elle ne peut ouvrir un livre, tout ce qu'elle lit la confirme davantage dans cette idée qu'elle est perdue. Elle passe la plupart de son temps assise, les deux bras croisés, pleurant et gémissant; l'insomnie est complète.

L'examen des différents organes ne révèle aucune lésion, sauf celui des organes génitaux, qui n'avait pas été pratiqué par les médecins précédents.

L'utérus large, ulcéré, laisse échapper de son intérieur une grande quantité de matières semblables à du blanc d'œuf; c'est là évidemment la cause des troubles que nous observons. Cette dame, d'un caractère naturellement triste, est devenue anémique après plusieurs accouchements; elle a perdu tout pouvoir nerveux, et de grandes pertes, jointes à l'irritation nerveuse, ont suffi pour troubler son intelligence.

Un traitement local est dirigé contre les lésions qui existent du côté de l'utérus, et en même temps on prescrit de l'huile de foie de morue, du quinquina, un régime régulier, des douches au lever, des promenades en voiture et du chloral qui fait disparaître l'insomnie.

Au bout de deux mois, la malade avait gagné onze livres en poids ; les lésions internes étaient en voie de guérison et corrélativement les troubles psychiques s'amélioraient. Le quatrième mois, S.... J.... était complètement guérie de toutes manières, et plus contente qu'elle n'avait jamais été. Cet état s'est maintenu depuis.

OBSERVATION XII

Louise O..., célibataire, 49 ans. Chez elle la ménopause s'est définitivement établie depuis deux années révolues. A ce moment l'on a constaté qu'elle n'était plus comme à son ordinaire, nous disent les personnes de son entourage. Elle perdait la mémoire, s'égarait dans la campagne sans pouvoir retrouver son chemin. — Bouffées de chaleur, douleurs vagues, céphalalgies violentes, douloureuses et répétées. Elle fit plusieurs tentatives de suicide par submersion.

Depuis quinze mois, à la suite d'une de ces céphalalgies, éclata un délire intense avec idées de grandeur. Elle parlait de sa fortune, disait qu'on lui avait volé de l'argent, etc.

Son père est mort à soixante-six ans d'une paralysie qui l'a enlevé en trois jours. Il eut une sœur qui mourut également paralysée, hémiplégique, en sept jours. Notre malade a elle-même un frère atteint de maladie mentale.

OBSERVATION XIII

Mme D..., femme Th..., couturière, 56 ans, a cessé d'être réglée depuis huit années, sans que la ménopause se soit accompagnée d'accidents sérieux. Seulement elle commença à éprouver des troubles nerveux, et en particulier une toux sèche, opiniâtre, spasmodique extrêmement digne d'être notée parce que les médecins qui la soignèrent à cette époque ne purent l'attribuer à aucune forme morbide connue; cette toux durait nuit et jour; la malade ne s'enrhumait pas plus facilement qu'auparavant, et l'auscultation ne révélait aucune lésion.

Depuis dix-huit mois les phénomènes hystériques, y compris la toux, ont cessé; ils ont fait place à des obsessions bizarres, tellement pressantes et pénibles qu'elles ont provoqué chez Mme D. plusieurs tentatives de suicide.

Le début de ces troubles vésaniques remonte à une certaine nuit pendant laquelle elle fut le jouet d'un cauchemar effrayant.

OBSERVATION XIV

PURPURA A LA MÉNOPAUSE (1)

(LOEBEL)

Une dame de 50 ans, veuve d'un pasteur, n'avait pas revu ses règles depuis quatre mois.

Depuis cette époque, elle était devenue sujette aux flueurs blanches, avec troubles gastriques, pyrosis. Aux époques qui correspondaient aux retours présumés des règles, elle avait éprouvé des poussées congestives, de l'insomnie, des douleurs de reins. De plus, elle éprouvait des démangeaisons très péni-

____

(1) In *Revue médico-chirurgicale des maladies des femmes.* — Janvier 1891.

bles sur toute l'étendue du corps, qui s'était recouvert d'une foule de taches rouges dont le nombre allait en augmentant.

Ces taches, les unes ponctiformes, les autres atteignant jusqu'aux dimensions d'une lentille, étaient surtout confluentes aux cuisses et aux avant-bras. Quelques-unes étaient d'un rouge vif; elles ne pâlissaient pas sous la pression du doigt. La tension intra-vasculaire, mesurée avec le sphygmanomètre de Bachisch, était accrue (160 millimètres).

M. Lœbel, consulté par la malade, diagnostiqua un purpura en rapport avec là ménopause, et jugeant inutile toute intervention énergique, prescrivit, pour calmer l'impatience de la malade, l'usage de bains chauds (38°) additionnés de boues minérales.

La pression sanguine diminua progressivement de près de quarante millimètres : le pouls perdit de sa fréquence et de son ampleur. En même temps, les démangeaisons disparurent peu à peu. On augmenta le degré de concentration des bains. Il ne se forma pas de nouvelles taches hémorrhagiques, et les anciennes se résorbèrent peu à peu.

L'auteur voit dans cette observation une preuve de la théorie suivant laquelle le molimen hémorrhagique menstruel est précédé d'une augmentation de la tension intra-vasculaire. Cet accroissement de pression au début de la ménopause, chez la malade en question, ne pouvant se résoudre par une extravasation de sang du côté de la muqueuse utérine, a donné lieu à des extravasations sanguines sous-cutanées.

OBSERVATION XV

B... Catherine, femme L..., ménagère, 49 ans.

Idées de persécution en rapport avec la ménopause et remontant à un an environ. Hallucinations de l'ouïe et de la sensibilité générale. Interprétations délirantes ; des voix l'injurient continuellement, lui envoient de la musique, de l'électricité ; ne sait à qui appartiennent ces voix et ne peut désigner personne. Menaces de mort envers son mari et menaces d'incendie de la maison parce que son mari ne la défend pas. Préoccupations hypochondriaques. Tentative de suicide il y a deux jours. A bu un flacon d'arnica pour se soustraire aux suggestions de toutes ces voix qui lui changent les idées et lui font dire des bêtises.

E xamen physique. — Tumeur fibreuse de la grosseur du poing, située sur la ligne médiane, immédiatement au-dessus du pubis ; par l'ex amen bimanuel, on constate que cette tumeur fait corps avec la paroi de l'utérus.

Polype utéro-folliculaire, faisant saillie hors de l'orifice externe du col. Examen à l'hystéromètre, 10 centimètres. La muqueuse molle et hypertrophiée saigne à son contact. La malade a eu des métrorrhagies fréquentes. Endométrite fongueuse.

(La malade n'a pas été suivie.)

II°. — Observations de la deuxième catégorie.

I

(Observation personnelle, page 101).

II

MÉTRITE CHRONIQUE. LÉGER PROLAPSUS UTÉRIN. AMÉLIORATION NOTABLE. — *(Observation personnelle.)*

Mme P... (de Paris), 50 ans, éminemment lymphatique, constitution médiocre, envoyée à Luxeuil par M. le docteur Augouard, le 12 août 1892.

Plus de menstruation depuis sept mois. Les règles, fort douloureuses et extrêmement abondantes, étaient suivies chaque fois, pendant cinq ou six jours, de leucorrhée. Mme P... n'a eu qu'un seul enfant, à l'âge de 44 ans. Elle a été atteinte, à la suite de son accouchement, d'un léger prolapsus utérin. Elle n'a cessé depuis de souffrir vivement dans la région rénale, dans le petit bassin et vers le haut des cuisses. Marcher est pour elle un vrai supplice. Les fonctions digestives s'accomplissent mal ; la constipation est opiniâtre.

Traitement. — 1° une heure avant chaque repas, un gobelet d'eau du « Grand Bain ».

2° Chaque matin, un bain « Bain des Dames », de 45 minutes, suivi d'une douche en jet brisé de 30 à 18°, d'une durée de trente à soixante secondes, généralisée et localisée le tiers du temps sur et entre les épaules.

3° Chaque après-midi, douche ascendante de 25 à 30°, sans pression.

Après vingt-deux jours de traitement, les phénomènes douloureux du côté du petit bassin et de son voisinage se sont amendés, au point de permettre à la malade d'assez longues promenades, sans qu'il en résulte pour elle la moindre fatigue. Les fonctions stomacales s'accomplissent d'une façon très convenable, et les gardes-robes sont devenues régulières.

III

MÉTRORRHAGIES GRAVES DE LA MÉNOPAUSE. GUÉRISON
(*Observation personnelle.*)

Mme Y..., 48 ans, originaire du Brésil, mais habitant Paris depuis une dizaine d'années, envoyée à Luxeuil le 2 août 1892 par le docteur Labadie-Lagrave. Rien d'intéressant à noter au sujet de son père ; sa mère, décédée il y a huit ans, avait eu des accidents hémorrhagiques à l'âge de retour. Tempérament sanguin, très robuste, a toujours été régulièrement réglée, — écoulement sanguin de moyenne abondance. — Trois grossesses, dont la première suivie d'avortement au sixième mois.

Deux enfants vivants et bien portants. En mars 1891, pour la première fois, règles plus copieuses et d'une durée beaucoup plus longue (dix jours au lieu de cinq).

Pendant le reste de la même année la menstruation, de plus en plus irrégulière, devient aussi de plus en plus prolongée et abondante ; ce sont chaque fois de véritables ménorrhagies qui finissent par plonger la malade dans une anémie notable et la rendre impropre à tout effort, quelque léger qu'il soit.

Pendant les mois de janvier et février 1892, Mme Y... vit, pour ainsi dire, continuellement dans le sang.

Médication instituée par le médecin ordinaire de la famille : repos horizontal, injections vaginales à 48°, injections hypodermiques d'ergotine.

Le mois de mars se passe assez bien.

En avril et mai, métrorrhagies nouvelles.

Même traitement.

En juin rien d'anormal.

En juillet, retour d'une perte sanguine telle que la vie de la malade est menacée. On mande le docteur Labadie-Lagrave, qui pratique un tamponnement auquel cède l'hémorrhagie.

Le départ pour Luxeuil étant décidé, Mme Y... est confiée à nos soins, le 2 août 1892, et aussitôt arrivée prend le lit, le voyage en chemin de fer ayant été la cause occasionnelle d'un abondant écoulement de sang. Celui-ci cesse après huit jours de soins, parmi lesquels des irrigations pratiquées avec de l'eau du « Grand Bain » (50°) jouent le principal rôle.

Le *traitement thermal*, prescrit dès le 10 août, et continué jusqu'au 3 septembre, a été le suivant :

1° un bain quotiden « Bain des Feurs ». Température 36°. Durée une heure ;

2° Pendant le bain, irrigation vaginale chaude, de vingt minutes, pratiquée au moyen de la canule spéciale que nous avons imaginée, et qui ne cesse de nous donner les plus heureux résultats (voir la description de cette canule au précédent chapitre) ;

3° L'après-midi, administration d'une douche en pluie (18°) de trente secondes, sur le dos et la poitrine.

4° Pour enrayer l'état anémique, absorption, immmédiatement avant chaque repas, d'un gobelet d'eau ferrugineuse « du Temple. »

5° Alimentation froide. Eau fraîche pour boisson. Après le quinzième jour de traitement, la malade commence à faire quelques promenades à pied. Elle quitte Luxeuil le 4 septembre, le teint frais, l'appétit soutenu, ayant augmenté de neuf livres, et sans qu'aucune nouvelle perte de sang se soit manifestée.

Pendant les deux mois qui ont suivi sa rentrée à Paris, elle a eu deux écoulements sanguins insignifiants ; et, depuis cette époque, toute menace de ce côté a été définitivement écartée.

IV

MÉTRO-OVARITE CHRONIQUE, CHEZ UNE FEMME ARRIVÉE A L'AGE DE RETOUR. AMÉLIORATION. — (*Observation personnelle.*)

Mme N..., 47 ans, tempérament nerveux, constitution délicate, adressée par le docteur F. Raspail au mois de juillet 1893, a eu un seul enfant, à l'âge de 22 ans.

Depuis l'accouchement, elle éprouve dans la région ovarienne droite des douleurs plutôt sourdes, avec irradiations du côté du rein et de la cuisse du même côté. De plus, il y a quatorze mois, elle a commencé à se plaindre de digestions lentes et pénibles ; et ce dernier symptôme a toujours été en s'accentuant dopuis l'époque de la dernière menstruation, laquelle a eu lieu en mars dernier. Contrairement à ce qu'on était en droit d'espérer, les souffrances utéro-ovariennes ne se sont que bien peu atténuées depuis l'apparition de la ménopause. Toutefois cette atténuation, quelque faible qu'elle soit, existe incontestablement au dire da la patiente, et semble avoir été amenée, d'une part par l'arrivée de l'âge critique, d'autre part par un traitement énergique, dirigé par son médecin depuis plusieurs mois, contre l'engorgement utéro-ovarien.

Traitement. — 1° Le matin, bain de trente minutes à 36°;

2° L'après-midi, douche de 25° en jet brisé, générale et localisée sur et entre les épaules ;

3° Une heure avant chaque repas, un gobelet et demi d'eau du « Grand Bain ».

Après le vingtième jour de traitement, la malade se sent plus vaillante. L'estomac fonctionne beaucoup mieux. La douleur métro-ovarienne a presque entièrement disparu. Mme N.... nous quitte enchantée, malgré tous nos efforts pour la retenir une quinzaine de plus, époque à laquelle l'amélioration, sans nul doute, se fût manifestée encore bien plus notable.

V

OVARITE CHRONIQUE. CHLORO-ANÉMIE. MÉNOPAUSE IMMINENTE. TRÈS FORTE AMÉLIORATION. — (*Observation personnelle.*)

Mme de M..., 49 ans, tempérament lymphatique, née et ayant toujours vécu à Paris, adressée par le docteur Obissier, en juin 1894.

Menstruation très douloureuse, très abondante, très irrégulière, ne survenant plus guère que toutes les neuf ou dix semaines et durant de huit à douze jours.

Depuis son unique enfant, né il y a plus de vingt ans, elle a constamment plus ou moins souffert du côté de l'ovaire gauche. Cette douleur, qui précédait les règles d'environ quarante-huit heures, s'exaspérait pendant leur durée, et persistait durant une huitaine après leur disparition à laquelle succédait un flux leucorrhéique abondant. La souffrance s'irradiait du côté de la région rénale et des crampes d'estomac, presque continuelles, tourmentaient la malade.

Depuis les prodromes d'une ménopause certaine, ces symptômes pénibles, qui ont une tendance manifeste sinon à disparaître, tout au moins à diminuer de façon notable, dans les intervalles des pertes sanguines, font, au moment de celles-ci, une apparition nouvelle plus cruelle que jamais.

On constate, à l'arrivée de la malade à Luxeuil, de la douleur du côté de l'ovaire gauche, douleur qui s'exaspère à la pression; la palpation ne révèle aucune tumeur. Le col utérin est le siège d'un certain état de congestion. Pertes blanches, faiblesse générale, émotivité extrême, gastralgie rebelle, alternatives de diarrhée et de constipation.

Bruit de souffle aux carotides.

Traitement. — 1° Le matin, douche ascendante à faible pression, de 30 à 40°, d'une durée moyenne de trois minutes. Bain alcalin de 36°, prolongé pendant trois quarts d'heure, et suivi immédiatement d'une douche en pluie de 30 à 18°, et de trente à soixante secondes, généralisée et localisée la moitié du temps sur le thorax;

2° L'après-midi, bain de siège de 30 à 18°, d'une durée de quatre minutes;

3° Avant chaque repas, absorption d'un gobelet rempli, par moitié, d'eau alcaline thermale du « Grand Bain », et d'eau ferrugineuse du « Temple ».

Le 20 juin, une hémorrhagie assez abondante, mais à peine douloureuse, oblige Mme de M... à suspendre son traitement pendant quatre jours seulement, alors que, précédemment, la perte ne cessait jamais avant le neuvième jour, au minimum. Diminution énorme de la leucorrhée consécutive, ainsi que des douleurs gastralgiques.

Le 24, reprise du traitement, qui est prolongé jusqu'au 16 juillet. Le lendemain, notre cliente quitte Luxeuil très fortement améliorée : la douleur ovarique n'a pas reparu, les selles sont régulières, l'état général bien meilleur, et les forces considérablement augmentées.

Depuis, nous n'avons plus eu l'occasion de revoir la malade.

VI

MÉNOPAUSE ANTICIPÉE, LEUCORRHÉE ABONDANTE, ANÉMIE, CRISES HYSTÉRIFORMES GRAVES, TRÈS FORTE AMÉLIORATION. — (*Observation personnelle.*)

Mme G., 44 ans, habitant la Nouvelle-Orléans. Tempérament nerveux, constitution débile.

Arrivée à Luxueil en juillet 1894, suivant les conseils de son médecin américain.

Depuis près d'un an, à la suite de violents chagrins, les pertes menstruelles ont été brusquement supprimées ; elles sont remplacées, d'une façon à peu près régulière, par un flux leucorrhéique abondant.

Concurremment, la santé générale s'est rapidement altérée. Il existe une anémie profonde, avec décoloration des muqueuses, et, au premier temps et à la pointe du cœur, bruit de souffle se propageant dans les vaisseaux du cou. La lassitude est extrême ; le moindre effort est une torture, l'émotivité poussée à ses dernières limites. Les digestions sont lentes, et déterminent au moment où elles s'accomplissent de violentes douleurs ; parfois, après les repas, surviennent des vomissements alimentaires.

La malade se plaint parfois de souffrir du côté du bas-ventre, sans que rien, à l'examen, puisse expliquer ces souffrances, dues évidemment à des poussées névralgiques.

Les troubles nerveux sont multiples. La boule hystérique est nettement caractérisée, l'anesthésie du pharynx à peu près complète.

Toux férine incessante avec de fréquents accès d'aphonie hystérique.

Les points hyperesthésiques de la neurasthénie se rencontrent manifestes dans les régions cervicale et sacrée.

Crises de nerfs fréquentes se terminant généralement par des crises de larmes.

Traitement. — 1° Chaque matin, bain de une heure et demie, pris dans la piscine graduée à eau courante et suivi de l'administration d'une douche en jet brisé de 25 à 18°, de soixante secondes, généralisée et localisée la moitié du temps sur le thorax ;

2° L'après-midi, seconde douche de même nature ;

3° Avant chaque repas, absorption d'un gobelet, moitié eau thermale du « Grand Bain », et moitié eau ferrugineuse du « Temple ».

Promenades fréquentes en voiture et surtout à pied.

Après cinq semaines de traitement, la malade quitte Luxeuil très fortement améliorée.

La leucorrhée persiste à l'époque présumée des règles. Le souffle cardiaque a disparu presque complètement ; le teint présente une coloration agréablement rosée ; les digestions se font moins pénibles qu'auparavant et les vomissements ont complètement cessé.

Enfin, et surtout, pas la plus petite crise de nerfs ne s'est produite depuis le début de la cure thermale.

Nous allons clore cette courte série d'observations personnelles par la présentation de deux faits cliniques extrêmement intéressants. Il s'agit de deux dames qui nous furent adressées à Luxeuil, la première il y a deux ans, la seconde l'an dernier, par notre excellent ami et collaborateur le docteur Rouillard. Les observations relatives à ces deux sujets sont le résumé des phénomènes que nous avons notés tous les deux ; et elles sont une preuve éclatante que l'efficacité incontestable de nos sources, dans tous les cas où la plupart des affections utéro-ovariennes sont en jeu, ne le cède en rien aux heureux effets dont bénéficient presque infailliblement, à Luxeuil, les malheureuses femmes atteintes de manifestations morbides du côté de l'appareil de l'innervation. Au reste, ainsi que nous l'avons si souvent répété, ces dernières ne sont-elles pas le plus souvent la conséquence d'un trouble quelconque survenu dans les organes de la génération ?

VII

Mme de F..., 47 ans.

Pas de maladie grave dans son enfance. Réglée à quinze ans régulièrement.

La maladie actuelle paraît avoir eu un début soudain et inexpliqué. Pas de causes signalées par le mari, ni émotion morale, ni chagrins, ni tracas dans son ménage.

Vers le 15 mars 18..., les premiers symptômes de son affection se montrent sous forme d'idées de suicide ; elle dit à son mari qu'elle veut se laisser mourir de faim ; elle refuse de sortir et reste ainsi un mois chez elle, dans un état de simple dépression mélancolique, sans que son état nécessite son placement dans un asile.

Parvenant à tromper la surveillance de son mari, elle se procure de la morphine qu'elle prend en trop grande quantité et qu'elle vomit immédiatement après l'ingestion.

Nouvelle tentative de suicide la même semaine : elle cherche à s'asphyxier en allumant un réchaud. On arrive à temps pour la rappeler à la vie.

Elle présente bientôt tous les symptômes de la mélancolie anxieuse. Elle a des idées de persécution et de culpabilité accompagnées d'hallucinations diverses. Elle croit qu'en raison de son indignité, tout le monde lui en veut; tout le monde la hait; elle prétend qu'on a empoisonné ses aliments à plusieurs reprises. Le mal qu'on lui fait est une juste punition de ses fautes. Elle a commis des crimes atroces et c'est pour cela qu'elle porte malheur à sa famille, à la France, au temps. Elle a du reste commencé à expier ses fautes. Elle est possédée du démon et elle a la rage dans le ventre. Aussi, pour le chasser, emploie-t-elle tous les moyens. Elle se frappe la tête contre les murs et, pour empoisonner le diable, elle mange de la terre.

Elle entend des voix qui lui disent de manger, ce que cependant elle ne devrait pas faire pour se guérir de la rage. Elle réclame qu'on la conduise à Orléans pour voir sa sœur, car elle seule connaît sa maladie, elle seule peut enlever le sort qu'on lui a jeté.

Elle raconte qu'en janvier 18..., pendant qu'elle faisait une promenade près de l'Opéra, un jeune homme s'étant approché d'elle, dit de façon à être entendu: « Cette femme porte malheur à la France, au monde entier; elle ferait bien de se jeter à l'eau. » La nuit suivante, elle entend des voix qui lui ont expliqué ces paroles.

Pour chasser ces idées, elle a d'abord été à la messe tous les matins à cinq heures; voyant que ses prières ne suffisaient pas pour chasser le démon, elle a essayé à plusieurs reprises de se tuer pour en finir.

Quant à l'état physique, il est caractéristique de son état de mélancolie anxieuse. Elle gémit continuellement. Dès qu'elle voit son médecin elle pleure, se met à genoux et demande en grâce qu'on la tue ou qu'on l'envoie à Orléans, où elle retrouvera son état normal.

L'examen des différents organes ne présente rien de notable, en ce qui concerne les poumons, le cœur, le tube digestif.

Le ventre n'offre rien de particulier à la palpation.

Le toucher est assez difficile à pratiquer. L'utérus n'est pas abaissé et le col semble avoir sa direction normale.

Le spéculum nous montre le col de l'utérus tuméfié, parsemé de granulations nombreuses rouge vif, qui tranchent sur le col qui est violet sombre. On voit sourdre de celui-ci un liquide épais, blanchâtre, quelquefois verdâtre.

N'oublions pas de mentionner que la malade n'a pas été menstruée depuis plusieurs mois.

Un traitement local est aussitôt institué : scarifications du col, injections, cautérisations au nitrate d'argent.., et sous son influence la lésion utérine entre dans la voie de la guérison.

Sur ces entrefaites, la malade arrive à Luxeuil fin juin 1893. Toute thérapeutique locale est supprimée, et le *traitement thermal* institué consiste simplement en bains quotidiens pris dans la piscine graduée, d'une durée portée progressivement de quarante-cinq minutes à deux heures ; en irrigations vaginales chaudes pratiquées deux fois par jour avec l'eau du « Grand Bain ». De plus, chaque après-midi, on administre une douche en pluie de dix à trente secondes, suivie d'une douche en jet brisé de trente à quatre-vingt-dix secondes, dirigée de préférence sur la colonne vertébrale, avec de l'eau abaissée graduellement de 30 à 18°.

Après six semaines de traitement, toute trace de métrite a disparu, et, parallèlement, toute agitation et toute idée de suicide.

VIII

Mme R., ex-artiste lyrique, 47 ans, bonne santé habituelle, bien réglée antérieurement, a eu deux enfants. A fait une fièvre typhoïde à l'âge de vingt-deux ans. A la suite d'un de ces accouchements a eu une phlébite assez grave. La ménopause paraît établie depuis deux ans environ. Elle s'est faite sans accident. Pas de métrorrhagies abondantes. Pas de chagrins, mais perte d'une petite somme d'argent. Pas de crises convulsives.

Sœur très nerveuse, mère normale, père alcoolique. Mme R. se plaint de céphalalgies intenses. Elle a une tristesse insurmontable qu'elle ne sait à quoi attribuer ; en effet, quoique sa situation de fortune soit modeste, elle est à l'abri du besoin ; ses enfants sont en bonne santé et sont très gentils pour elle. Elle aurait bien envie de pleurer, cela la soulagerait ; mais elle ne le peut. L'insomnie est complète. Elle a peur de tout. Dans la rue elle a peur de marcher sur le sol ; elle n'ose toucher la main de personne, de peur de faire du mal ; elle n'ose manger. Elle se sent triste à mourir.

Lorsqu'on l'interroge et qu'on lui demande de préciser ses sensations, elle répond : « Je ne peux pas définir. » On ne peut obtenir d'elle d'autre réponse.

Un mois et demi avant notre première consultation, elle a fait une tentative de suicide, étant allée passer le dimanche à Asnières avec sa famille. Elle s'est jetée dans la rivière. Quoique la tête fût hors de l'eau et qu'elle respirât librement, elle crut qu'elle était morte. C'est alors que sa sœur, artiste lyrique elle-même, et non pas des moins appréciées du grand public parisien, l'amena consulter le docteur Rouillard, qui, après quelques semaines de soins attentifs et salutaires, nous l'adressa à Luxeuil.

Après un traitement exclusivement thermal de six semaines, la malade regagne Paris, entièrement guérie et n'ayant conservé que le souvenir de ses folles terreurs d'autan, dont elle se rit aujourd'hui.

FIN

Nomenclature des maladies justiciables des Eaux de Luxeuil.

1° Toute la série des INFLAMMATIONS AIGUËS OU CHRONIQUES DES ORGANES GÉNITAUX DE LA FEMME ;

2° La STÉRILITÉ, reconnaissant pour cause certaines lésions de l'appareil utéro-ovarien ;

3° Le NERVOSISME sous toutes ses formes ;

4° L'ANÉMIE et la CHLOROSE (sources ferrugineuses) ;

5° La DYSPEPSIE et l'ENTÉRITE CHRONIQUES ;

6° La DIATHÈSE RHUMATISMALE.

Typ. du MAGASIN PITTORESQUE. — (E. Best)

www.ingramcontent.com/pod-product-compliance
Lightning Source LLC
LaVergne TN
LVHW050047060726
842524LV00003B/702